3か月で20歳若返る

すごい健康術

カサハラフットケア整体院院長
柔道整復師
笠原 巖

飛鳥新社

3か月で20歳若返るすごい健康術

笠原 巌

はじめに

七十歳を越えた今、私の心の底にふつふつと湧《わ》き上がってくる言葉があります。

「何としても若くなければならない。歳を取ったなどとこれっぽっちも思ってはいけない」

「歳のことなど口にするな、言い訳にしてやりたいことをためらっているより、前へ進むのだ。実際の年齢で判断してはいけない、できないことを歳のせいにするな」

「今のほうが経験もあるので、結果が多少違ったとしてもやりたかったことができる。いくらでも補える方法や知恵があるから、必ず解決できる」

「今が一番若いのだから、今も青春なのだ。若い時と同じ思いで行動すれば、もっと楽しめることもある。その思いや行動は生涯自由でなければならない」

これらを実現させるために、さまざまなノウハウをご紹介したのが本書です。すべての読者の皆様へ、先の熱き言葉をエール（賛歌）として贈りたいと思います。

かつては、若者と同じような情熱や行動を見せようものなら、陰で「いつまでも若ぶって」などと揶揄《やゆ》されていました。しかし、人生百年時代といわれている昨今においては、年齢・性別を問わず「若さ」は評価の対象へと変わってきています。

若さを貫き通そうと思えば、見えないところでの頑張りが必要です。そしてその姿を見て、他人はあなたへの評価を変えるのです。揶揄もいつしか応援になることでしょう。応援を受けて、さらに自由な考えと生き方を実践しようするあなたの元へ、さらなる若さと健康がもたらされるのです。「若ぶる行動や生き方も実力のうち」と考えて、積極的に若づくり、健康づくりをしようではありませんか！

足の専門家としての四十五年のキャリアを通じて気づいたこと、それは、若さや人間的魅力を追求していくと、身体の土台である「足裏」から全身を「重力とのバランス」で整えて、「自然治癒力」を発揮させることこそが、若さを保つための秘訣だということです。そして、「重力とのバランス」を追求していくと、自然界の法則に沿った「哲学」にたどり着きます。このことをより多くの方へ伝えることが、私の使命であると考えています。

本書には、そんな私のうちに湧いてくる、自分でも押さえきれない「魂の叫び」ともいえる数々の「秘訣」や「哲学」のエッセンスが詰め込まれています。

本書を読んでいただいた皆様に、少しでもこの思いが伝われば幸いです。

笠原　巖

3か月で20歳若返るすごい健康術　もくじ

第二章
「若さ」と「健康」の大敵は自律神経の失調

第三章 カサハラ式
重力とのバランス健康法 69

第四章

若さを保つ鍵 〝自然治癒力〟を高める 111

第五章

【Q&A】早わかり カサハラ式アンチエイジング

プロローグ

若さを保つ秘訣は〝重力とのバランス〟にあり！

私が横浜市の戸塚区で接骨院と整体院を開業してかれこれ四十五年、初検（初診）だけでも十一万人以上の患者さんを診てきました。その多くが、思い当たる原因もなく起こる首や肩、腰、ひざなどの痛みで悩んでおられます。

そういった患者さんの声に真摯《しんし》に向き合っていくうちに、「足と健康との関係」から隠れている本当の原因を追究するという私の独自の治療法が知られるようになり、全国から患者さんが訪れるようになりました。著書も多く出版させてもらい、累計百七十五万部を超え、わざわざ海外からも患者さんが訪ねて来てくれます。

本当にありがたいことですが、それほど「足と健康との関係」は重要であり、悩める患者さんが多いということを物語っています。

そして、患者さんとして初めて当院を訪ねて来られた人は、たいてい私を見てびっくりされます。私の経歴を確認して「とても七十歳を越えているとは思えない」ということらしいのです。

「この地で四十五年間治療を続けている」というと、不思議な顔をされます。見た目から五十歳くらいと思われているらしく、「年齢から逆算すると五歳の時開業したことになりませんか？」といった疑問を返してくる人もいます。

最初は、仕事上未熟だと思われはしないかという不安もあり、正直、若いと見られることが嫌でした。いまでは自慢していると誤解されるのがいちばん嫌で恥ずかしいのですが、患者さんに限らず、健康関連の仕事をしている人や講演・セミナーなどで出会う人も、最初にあいさつの中で「若いですね」とほめてくれます。

十一万人以上の患者さんを治療して発見したアンチエイジングの法則

自分ではこれが普通だと思って生きてきたので〝若い〟と意識したことはありません。しかし、そんな私がここ数年、絶対に心掛けていることがひとつあります。それは、常に誰よりも〝絶好調〟〝若さ〟の見本であらねばならない、という思いを持つことです。

なぜなら、患者さんが私を見たときに、具合が悪そうで老け顔、どこかに痛みや不調を持っているかも、と思われるようでは、相手に希望を与えられないからです。そして、自分の痛みや不調を自分で治せないような治療家は信用されない、頼りにならないからです。自分の身体を治せない者がどうして患者を治すことができるのか、そのような者に施術者としての資格などない——と常に思ってきたからです。

だからこそ、私は〝絶好調〟を続けて、若々しく明るく振る舞っていかなければならないのです。そのために自然と身につけてきた健康法や習慣を皆さんにお伝えしようというのが、本書の趣旨です。


私は足の専門家として、長年、原因のはっきりしない痛みや不調を訴える患者さんを診てきました。そして、外反母趾《がいはんぼし》や浮《う》き指《ゆび》、扁平足《へんぺいそく》などの「足裏の異常」が心身のバランスを狂わせ、慢性痛や自律神経失調などの〝未病《みびょう》状態〟や病気の原因となるだけでなく、それが長年続くことで「早く老ける」ということがわかってきました。

逆に、足裏が安定していて全身のバランスが整っている人は、姿勢もよく、自律神経が安定しているため内臓の機能も正常に働き、やる気に満ちて若々しく見えます。

つまり、重力とのバランスをいちばん多くコントロールしている「足」を健康に保つことこそが、〝若さ〟の第一の秘訣なのです。


実は、これまでにもアンチエイジング関連の執筆依頼が何度かあったのですが、すべて断ってきました。その理由は――。

私が四十四歳のとき、某カツラメーカーが主催するコンテストがありました。ちょうどそのころから髪も薄くなりはじめていたので興味本位で応募したところ、ハゲ具合が足りずコンテストには落選したものの、カツラメーカーからモデルの依頼がきたのです。そして、その後約六年間、有名人とともにテレビ・新聞・雑誌などあらゆるところに、自分の顔が露出されることになりました。

自分としては楽しんでいたのですが、家族全員が猛反対していました。それを振り切り続けていたので、子どもたちからの顰蹙《ひんしゅく》も買ってしまいました。

そのことが心のどこかに引っ掛かり、アンチエイジングの本など書こうものなら世間からもひどい目にあうのではないか。そんな心配から、執筆を断り続けてきたのです。

しかし七十歳を越え、カツラを着用してもおかしくない年齢になっても、前にもまして「若いですね」とか「若さの秘訣は何ですか?」と聞かれるのです。

その度に「実はカツラを愛用しているので、そのせいで若く見えるだけですよ」と否定しているのですが、「いや、それ以外の肌の色つや、顔の表情、声、姿勢、動作、考え方が若いんです」と言われることが多くなりました。それなら、アンチエイジングの本を出しても許されるだろうと一念発起して、執筆依頼を受けることになったのです。

「地球も人間も重力によって生かされている」という大原則

なぜ痛みや不調を起こす人と起こさない人に分かれるのか?

なぜ同じように治療しても、すぐに治る人となかなか治らない人とに分かれるのか?

そして、なぜ、同じ治療をしても、逆に悪化する人とに分かれるのか?

私はこの違い(差)が何かを長年、追究してきました。

その調査結果から、重力とのバランス医療である「過労性構造体医学」(Gバランス医療)を確立し、医療関係者などをはじめ多くの人に講演を行なっています。多いときは年間五十回以上になることもあります。

この「Gバランス医療」の根底にある考えが、「地球も人間も重力によって生かされている」ということです。私たちは地球上で生活する以上、重力とのバランスによって生命や健康、そして若さも左右されています。

普段、私たちは重力をほとんど意識することはありませんが、それは大きな力となって身体に影響を与えています。

その証拠に、多くの宇宙飛行士が地球に帰還したとき、必ず口にする共通した言葉があります。それは、「宇宙から見た青い地球もすばらしかった。しかしもっと感動したことは、地球に帰還したときに感じた〝重力の威力、そのすごさ〟だった」ということです。

つまり私たちは、無重力状態を経験したことがないので重力を当然のように感じているため、その威力やすごさに気づかないでいるのです。

この重力とのバランスをいちばん多くコントロールしているところが、人間の土台である「足」なのです。多くの現代人の足には外反母趾や浮き指、扁平足など足裏の異常が見られ、身体が不安定になり姿勢も悪くなってきています。

その結果、「重力とのバランス」が崩れたところに、原因のはっきりしない足やひざ、腰、首の痛み、その他にも首こりや肩こり、頭痛、めまい、不眠をともなう自律神経失調や足と首の異常が隠れた原因となるうつ状態、さらに生活習慣病が発症して、それが慢性疲労となり顔の表情も暗く、若くして〝老け顔〟になってしまうのです。

こういった「重力とのバランス医療」（Gバランス医療）の大切さは、いままで理解されていませんでした。本書を読んでいただければ、足裏から全身のバランスを整えることが、健康と若さを保つ秘訣であるということが理解していただけると思います。

詳しくは本文で解説しますが、「カサハラ式若返りメソッド」を活用することで、アンチエイジングを成功させるとともに、介護もされることなく、健康寿命を延ばし、最後の日まで自分の足でトイレにも行ける人生を歩んでいただければ本望です。

第一章

なぜ私は二十歳以上も若く見られるのか？

七十歳の同窓会の記念写真で際立つ“あやしい四十八歳”

“あやしい四十八歳”。

中学時代の親友が、陰で私をこう呼んでいるらしいのです。

なぜ、あやしいのかわかりませんが、ありがたいやら恥ずかしいやらで複雑な気持ちです。齢《よわい》満七十一歳になった身としては、ほめ言葉として受け取っています。

自分ではあまり、「若い」と意識したことはありませんが、同年齢の人と比べると、確かに見てくれも考え方も、若いかもしれません。

先日も小・中学校時代の同窓会に出席したのですが、その記念で写した集合写真の私を見た妻までもが、「ひとりだけ浮いていて、場違いなくらい若く見える」と言っていました。

同窓会の席では、何人もの同窓生から「なぜそんなに若いの？」と聞かれましたが、取り立てて若く見られようとして特別なことをしているという意識はないので、答えに窮《きゅう》してしまいます。

しかし、よくよく考えると、いわゆる「若さ」を保つ秘訣のようなものが、私の治療家人生と密接に関係していて、その中で自然に理解し身につけてきたものが、いま「若さ」となって表れてきたのかもしれないと合点がいくことが多いのも事実です。

私はいまでは足専門の治療家として知られていますが、もともとは通常の「骨つぎ」「接骨院」として、身体全体を診るところから出発しています。

インターン時代は、師匠の接骨院で朝から晩まで老若男女、さまざまな患者さんの診察をして治療にあたっていました。規制緩和時代の現在と違って、柔整師が不足していたので、患者さんが押しかけてとても忙しい日々を過ごしていました。

二十代で開業してからも、朝六時から夜中の十二時まで毎日のように働き続けていたのです。休む暇もほとんどなかったと思いますが、たくさんの患者さんの悩みや症状を聞いているうちに、フッと〝あること〟に気がつきました。

それは、身体の不調や慢性痛を訴える人は、**「足裏の異常が共通点になっている」**ということです。足裏の異常とは、外反母趾や浮き指、扁平足などで、四十五年前はそれほど深刻ではなく見逃しがちな症状でした。

しかし、これらのちょっとした足裏の異常が、実は原因のはっきりしない痛みや自律神経の不調、生活習慣病を引き起こす隠れた原因になっていたのです。

三十代前半の女性でも五十代に見える理由

人間の身体は建築物と同じで、「土台」が安定しないと全体のバランスが取れません。フラフラして歩き方に迷っている人もいます。野球選手などのアスリートも「下半身が大事」だといわれますが、それは足裏の安定と共に下半身が上半身を安定させるための基礎となっているからです。

ところが足裏に異常があると不安定になり、それを補おうとして身体のバランスが崩れ、骨格や関節がゆがんだりズレたりするのです。**身体のゆがみやズレの原因は足にあった**のです。

積み木にたとえると、下からまっすぐに積んでいければ問題はないのですが、一段目がズレていたり傾いていたりすると、その上の積み木はズレを補うために反対側にズラしたり傾けたりしなければなりません。そしてその上に積もうとすれば、さらに反対側へズラすことになり、グラグラして安定しません。

これと同じように、足裏が安定しないと身体のバランスが崩れて、ひざや腰、股関節、さらに背骨がゆがみ、姿勢も悪くなります。最終的には首までゆがんだりズレたりして、首の痛みや首こり・肩こり・頭痛・めまい・不眠などの原因になるのです。

特に首の後ろの頸椎《けいつい》には自律神経が集中しているので、頸椎と頭蓋骨《ずがいこつ》の接続部に異常が起こると自律神経が誤作動を起こしてしまいます。こうして「足と首の異常」が隠れた原因となり「自律神経失調」や「うつ状態」が発生したりもします。特に、長年の「悪い足による悪い歩き方」によってムチウチ症状を起こしてしまっている人が多いのです。

その他にも、不定愁訴《ふていしゅうそ》として消化不良や便秘、下痢などの胃腸障害、冷え性、イライラ、慢性疲労などさまざまな不調が起こります。

このような症状を訴える人の足を調べると、私の経験では大半の人に「足裏の異常」を見つけることができます。当然、原因のわからないままそんな不調が長く続けば不安になり、行動も鈍くなって代謝も悪くなるので、それだけ体力を消耗し〝老ける〟のも早くなります。

私の治療院に通われる患者さんの中に、三十代前半であるにもかかわらず五十代くらいに見えるような方がいらっしゃいました。表情は暗く肌はパサパサで、顔は土色にくすみ疲れきっているように見えます。目の下にはクマができ、眉間《みけん》にも深いしわが刻まれています。これでは二十歳くらい老けて見えて当然です。こういう方は必ず、足裏の異常と共に、いくつかの慢性痛や自律神経失調状態、うつ状態に長年苦しんでいます。

こうしてみると〝人間は「足から老化」する〟ともいえるのです。

不調の理由を「老化」で済ましてはいけない

読者の皆さんの中には、いつも健康で若々しくありたいと、毎日ジョギングやウォーキング、ストレッチなどを行なっていらっしゃる人も多いでしょう。食生活にも気を遣い、さらにいろいろなサプリメントも摂取しておられるかもしれません。

しかし、どれだけ健康や若さに気をつけていても、残念ながら痛みや自律神経の不調が起こる人と起こらない人とに分かれてしまいます。そしてこれが、「若顔」と「老け顔」との差の原因にもなっているのです。

ジョギングやウォーキングをしたところで、確実に健康になれる人と、かえってひざや腰、首などに痛みや頭痛、めまいなどの不調が表れる人とに分かれてしまいます。この差を追究し理解しなければ何のために努力をしているのかわかりません。

私のところに来られる患者さんたちの中には、より健康になろうとして努力したにもかかわらず、かえって痛みや不調が起こり体調を崩してしまったという人たちが大勢います。いろいろな治療機関で診察してもらったものの、「原因不明」「(身体の)使いすぎ」「運動のしすぎ」「老化、年のせい」「太りすぎ」などといわれ、なかには「心の問題」と宣告されたような方もいらっしゃいます。そのような人たちの中には、一週間に一回、整体やマッサージに行かないと身体がもたない、仕事が続けられないという状態に追い込まれている人もいます。そんな中で、「もう治らないのでは」と希望を失い、人生を半分諦《あきら》めかけた人たちが、私の治療院に最後の救いを求めてやってきます。

POINT

- □足の異常が、体の不調や慢性痛を引き起こす隠れた原因。
- □人間の身体も建築物も土台が大事。人間は足裏から老ける。
- □不定愁訴や慢性痛を訴える人には「足裏の異常」が見つかることが多い。

健康や若さに気をつけても ダメな人と有効な人の差とは？

では「いつも健康で元気に若さを保っている人」と「いつも慢性痛や自律神経の不調に悩まされ暗い表情をしている人」との差は、何なのでしょうか。意外だと思われるかもしれませんが、それは地球の重力とのバランスをいちばん多くコントロールしている**「足裏」の差**にあったのです。

直立歩行する私たち人間の身体は、重力との調和を効率よく保つことを目的につくられています。ですから、足裏が安定していて全身のバランスが整っている人は健康で、少々のことでは痛みや自律神経失調状態に悩まされたり病気になったりすることはありません。

逆に、足裏の異常と共に全身のバランスが崩れている人は、身体の各部位にゆがみやズレが生じて、これにかかとからの過剰な衝撃波《しょうげきは》とねじれ波が繰り返されていくうちに、原因不明の痛み、自律神経失調状態、うつ状態を引き起こしていたのです。

しかし、これまでは「足は足」「体は体」というように、別々に医療や健康法が行なわれていたため、このメカニズム（本当の原因）がわからず、気休めの対症療法やいやし的な行為がもっともらしく行なわれているだけでした。

それが患者さんの嘆きと不信を招きました。十年も二十年も通院し、指示通り努力しているにもかかわらず治らない、治りきらないばかりか、逆に悪化するという絶望的な結果につながってしまう場合も多くあります。

足と身体（健康）は一体という考え方をもとに、診断したり治療をしたりしていかなければならない。治療現場にこの考え方が不足していたのです。

「地に足が着かない」「踏ん張れない」人は心身ともに不調になる

以前、身体が不自由な人たちが集まる会で講演する機会があり、約百二十人の足を見せてもらいました。すると、**女性には外反母趾と浮き指・扁平足が多くみられるのに対し、**

男性には浮き指が圧倒的に多くみられたのです。特に最近では、四十歳以上の女性に起こるひどい外反母趾「仮称・足ヘバーデン」が顕著《けんちょ》になっています。「ヘバーデン結節」は手の第一関節が太く変形する症状ですが、足にも発症することはいまだほとんど知られていません（詳細は拙著『あなたの指先、変形していませんか？』自由国民社刊参照）。

浮き指とは足の指が地面にしっかりと着かず、浮いてしまっている状態をいいます。「地に足が着く」という言い回しがあるように、「踏ん張れる」ということはとても大切な足の機能のひとつなのです。

外反母趾や浮き指、扁平足などで足裏に異常があると、かかとに重心が片寄るため左右差ができて足裏が不安定になり、これに伴って身体のバランスも悪くなります。

その方たちの話を聞くと、女性は若い頃から肩こりや首こりがひどく、自律神経失調状態に悩まされ、男性は腰痛と首の不調がみられ、体力に自信がなかったということでした。

女性はもともと筋力が弱いために、足裏が不安定だと身体がゆがみやすく、特に身体の最上部となる首に負担がかかります。これによって首こり、肩こり、頭痛やめまいが起こりやすくなります。一方、男性は女性より筋力は強いのですが、そのために足裏が不安定だと地面からの衝撃を多く受け、まず腰を痛め、次に首を痛めるケースが多くみられます。

浮き指のチェック法

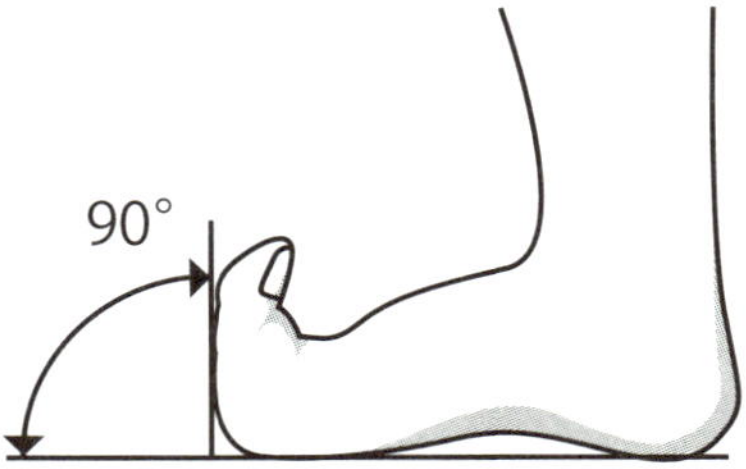

足指の力を抜いた状態で、親指を甲側に限界まで押したとき、90度以内にとどまれば許容範囲。

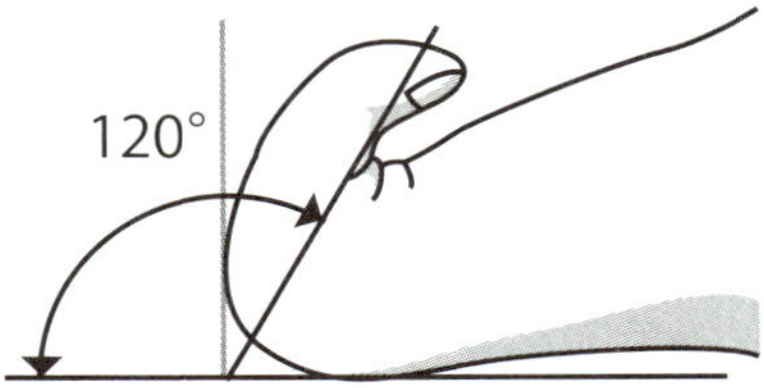

同様にして90度以上なら、足だけの問題にとどまらず、身体全体に悪影響を及ぼす。

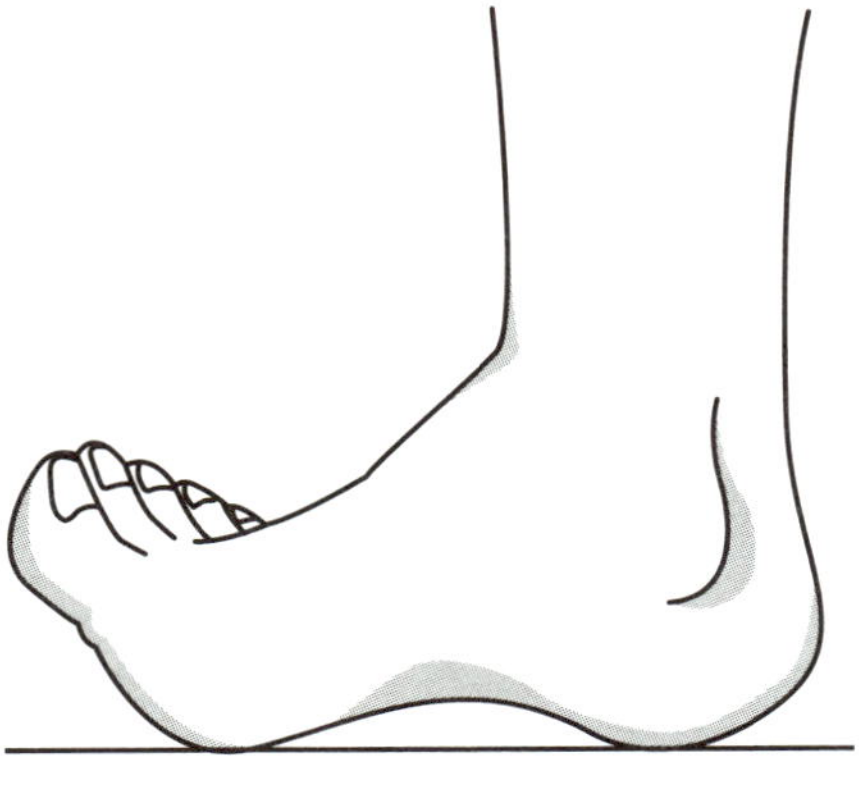

浮き指とは、足の指が地面につかず、浮いてしまっている状態。かかとに重心が片寄るため足裏が不安定になる。

また、当院を訪れる患者さんで、まれに目の濁《にご》りや目の焦点が合わないなどの異変が現れている人がいます。そのような場合には、すぐに専門の病院で診てもらうことを勧めるのですが、そういう人たちの足をみると、浮き指や外反母趾が多くみられ、腰痛とともに首こりや肩こりを併発しています。

さらに話を聞くと、高血圧などの血圧異常をともなっていることも多く、中にはそのまま放置したために、一年後くらいに脳梗塞で倒れられ、半身不随になられたということを、後から耳にすることもありました。

つまり、**健康で若さを保ち、長生きしている人の特徴は「足」と「首」が安定していて自律神経失調状態やうつ状態もないことが多い**のです。逆に、若いうちから身体の調子が悪く、首こり、肩こり、頭痛、めまいなどの自律神経失調状態やうつ状態、腰痛やひざ痛に悩まされ、老け顔に見える人たちの多くには、外反母趾や浮き指、扁平足など足裏の異常が共通点になっていたのです。

こうしたことからも、健康で若々しく長生きする人と、病気がちで弱々しく生きている人の差は、人間の土台の「足裏」にあるといっても過言ではありません。

POINT

□人間の身体は重力との調和を保つことを目的につくられている。

□「地に足が着かない」「踏ん張れない」人は心身ともに不調になる。

□女性には外反母趾と浮き指、扁平足が、男性には浮き指が多い。

□健康で若さを保って長生きしている人は足と首が安定している

土色の顔色で二十歳も「老け顔」に見えた女性が若返った

ここで、足裏から人生が変わったひとりの女性のお話をしておきましょう。

当時、大阪在住で三十代半ばだったA子さんは、足の裏や甲《こう》、かかとなど足全体の痛みがあり、痛くて歩くのがとても困難な状態でした。また、ひどい肩こり、首こり、背中の張り、腰痛をはじめ、冷え性や胃腸障害などにも悩まされ、そのうえ無月経の状態でした。見た目も五十代のように「老け顔」に見えました。

非常に疲れやすく、通院されていた最初の頃は、最寄り駅から私の治療院まで徒歩約五分のところ、途中何回も休まないとたどり着けないほどひどかったのです。

当院に来る前にもいろいろな病院に十年近く通われたようですが、足と身体の不調との関係がわからず、不安でつらい毎日が続き長年苦しんで人生を諦めていたとも言っていいました。当時の私の著書を見て、これらの不調の原因が自分の足裏の異常にあることに気づき、遠方にもかかわらず月に二回通うようになりました。

彼女の足は、まさに浮き指で左右差もあり、足首を回すとボキボキと音がして、痛みも訴えていました。指で踏ん張れていないため足首もゆるんでしまい、平らなところでも転びやすく、さらにすねの張りも伴って、腰や首のゆがみに地面からの過剰な衝撃とねじれ波が繰り返され、ひどい腰痛と、首の異常（痛みと運動制限）と共に肩がパンパンに張っている状態だったのです。そして、顔色は土色で、肌に色つやがまったくありませんでした。

これは、重度の自律神経失調状態の特徴で、毛細血管に血がうまく通わなくなるので、色素沈着により土色の顔色になるのです。さらに内臓機能もかなり低下していました。これなら、二十歳も老けて見えて当然です。

固定観念を取り去り自分の状態を理解することから始める

彼女は当初、他の治療機関から指摘された「加齢」とか「身体の使いすぎ」「心の問題」という先入観で凝り固まっていて、自分の状態について冷静に理解できていないようでした。

しかし、私が身体の土台となる足裏から重力とのバランスを見て、痛みや自律神経の失調が発生するそのメカニズムについて説明することで、納得して自分から治そうという意欲が湧いてきたようです。

そして、「やっと自分の身体のことを理解してくれる人に会えた」、これまで何年も悩み続けた痛みや不調から解放されて、「治るんだ」、そして「自分でも治していけるという安心感や希望が出てきた」、「前向きな気持ちになれた」、「いままでのいろんな矛盾が解けた」と語ってくれました。

彼女自身、痛みと不調の原因を理解したことで、自分で足裏のバランスを整え、首は専用サポーターで安静に保ち、自分でできることを毎日の生活の中で一所懸命取り組んだのです。

そうすると十年近く悩み続けた不調が、一年半ほどの取り組みですっかりよくなり、初めて来院したときの状態が嘘のように元気を取り戻したのです。

顔色は白く血色がよくなり、痩せ細っていた身体も健康的にふっくらとし、生理もきちんと戻ってきました。別人のように楽に身体が動かせるようになると同時に、心も元気になって「人生が変わった」と驚くくらいに健康な身体を取り戻したのです。

当然見た目も若々しくなり、その後は国家資格を取り新しい人生を切り開いています。

ちょっとした気づきと自分の努力で、長年悩まされてきた慢性痛と自律神経の不調を克服して、若さと健康を取り戻したよい例です。

足裏から退化が始まっている

実はA子さんだけではなくて、現代人の多くが、足裏に外反母趾や浮き指、扁平足といった異常を抱えています。

私は足裏の異常が〝現代病〟としてますます増加している原因は、次の三つに集約できると考えています。

①足裏の刺激不足

時代の変化、ライフスタイルの変化にともなって、裸足で凸凹《でこぼこ》した土の上を歩く・走る・遊ぶという機会がなくなり、足裏への刺激が極端に不足しています。

足裏の異常が増加している原因

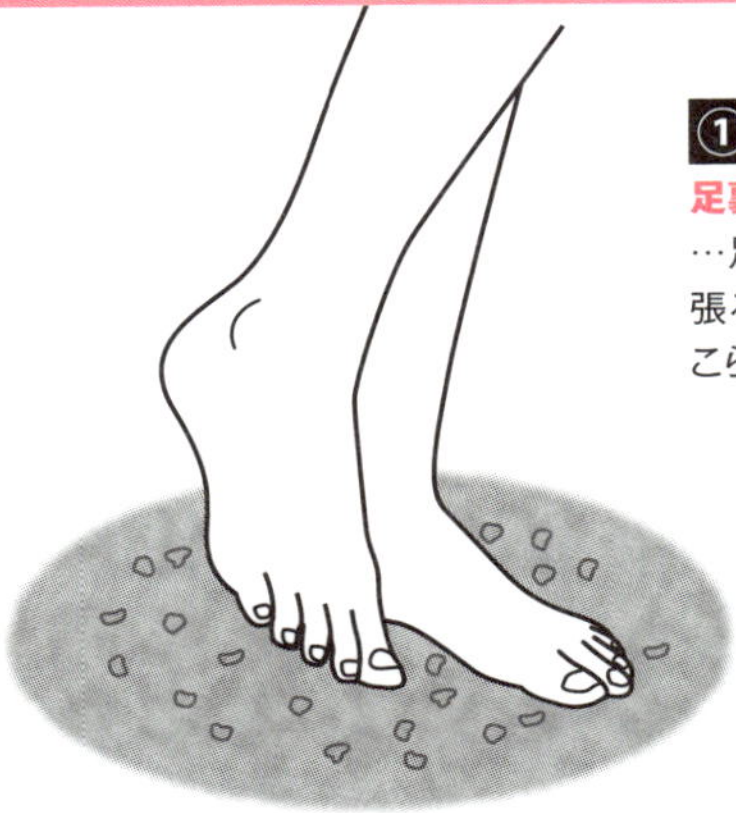

①最初の原因

足裏の刺激不足

…足裏の刺激不足によって、踏ん張る力が減少して足底反射が起こらない。

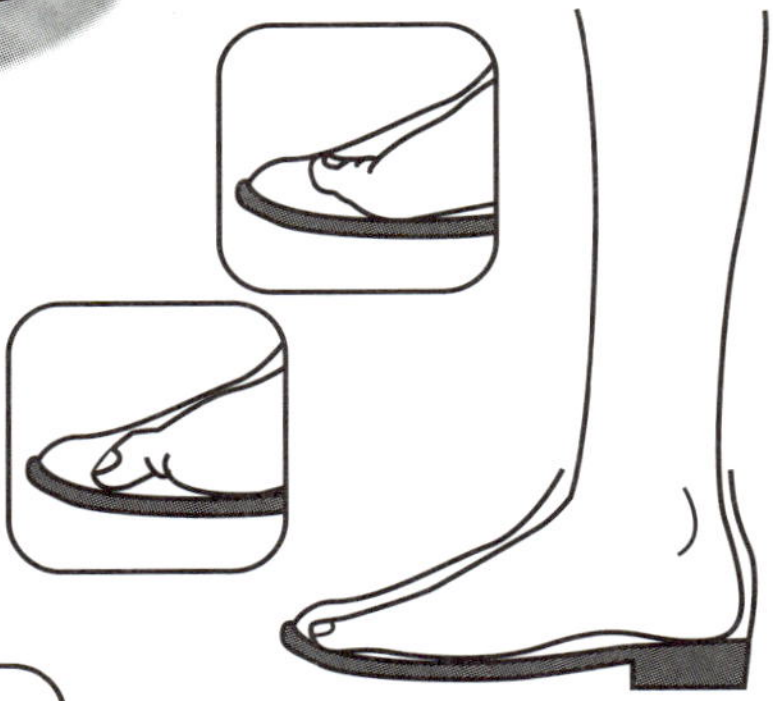

②二番目の原因

ゆるい履き物、脱げやすい履き物

…ゆるかったり、脱げやすい履き物だと、脱げないように足指を縮こまらせたり、指をバンザイして抜けないようロックしたりして悪い癖がつく。

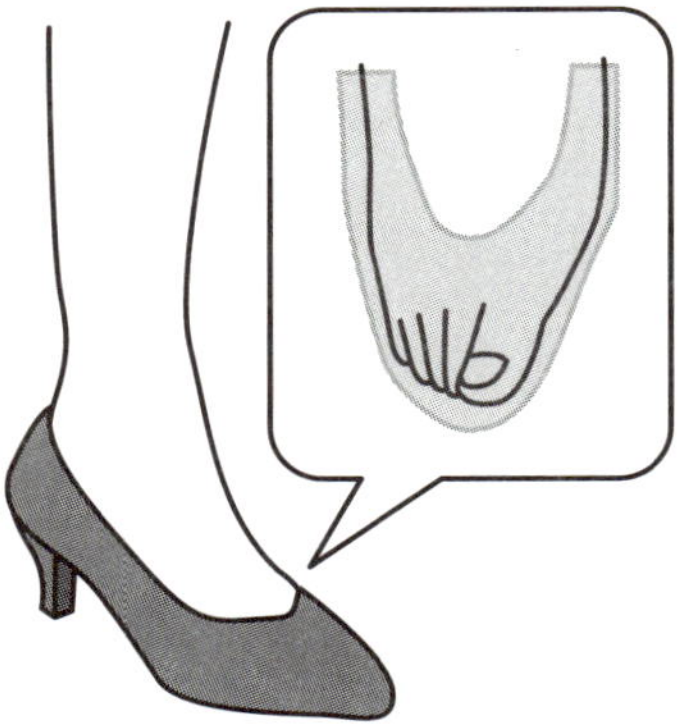

③三番目の原因

先の細いヒールやパンプス、①と②による弱った足

…踏ん張り力が衰えた足指でヒールやパンプスを履くとますます足が退化する。

裸足だと、とがった小石や小枝を踏むことになり危険性や痛みが伴うので、これをかばおうとする防御反応が起こり、足指を使って地面を踏ん張ります。こうすることで、足裏の筋肉（足底筋群《そくていきんぐん》）が発達し、足裏のアーチもしっかりして足裏全体が安定してくるのです。

生後一週間目くらいの赤ちゃんの手のひらを刺激し、鉄棒をつかませると平均五分くらいはぶら下がっているそうですが、これを**「把握反射《はあくはんしゃ》」**あるいは**「原始反射《げんしはんしゃ》」**と呼んでいます。足にもこれと同じような反射があります。

最近では、歩きはじめの頃から靴下や靴で足を覆ったり、平らなところだけしか歩かせなかったりするため、現代人の足裏は刺激不足になっています。

そうすると、踏ん張る力や足底反射が起こらず、足指が浮いたり曲がったりして退化が起こってしまうのです。子どもから大人まで多く見られます。

②ゆるい靴・脱げやすい履き物

ゆるい靴や脱げやすい靴を履くと、脱げないように足指を上げたり縮こまらせたりして、ロックをした状態で歩くことになります。これを続けていると、次第に指を浮かせる悪い癖がつき、外反母趾や浮き指、扁平足の原因になってしまいます。

③先の細いヒールやパンプス

前に述べた①②の原因で踏ん張る力が衰えている人が、さらに先細のヒールやパンプスを履くと、足が靴に合わされて外反母趾や浮き指、扁平足などの原因になってしまいます。ファッション性が優先され、先細の靴やミュールなどの流行で、ますます状況は悪い方向へ向かっているといえます。

こうしてみると足裏の異常は時代の変化とともに顕著になっており、「足から退化が始まった」といえるかもしれません。

POINT

□重度の自律神経失調状態になると二十歳以上も老けて見えることがある。

□足裏の異常は①足裏の刺激不足、②ゆるい靴・脱げやすい履き物の使用、③先の細いヒールやパンプスを履く機会の増加が主な原因。

足裏の左右の働きとメカニズム

では、足裏に課せられた本来の役割とはどんなものでしょうか？

足裏には、全体重を支えて身体のバランスを保つ働きがありますが、実は、右足と左足でそれぞれ違う役割を担っています。左右の足で大きさや形、変形の度合いが異なることが多く見られますが、実はこれには、左右の足の役割の違いが大きく関係しているのです。

具体的には、**右足は「衝撃波」を吸収**したり無害化したりして重力とのバランスを保つ役割を担い、**左足は「ねじれ波」を吸収**したり無害化したりして、重力とのバランスを保つ役割を担っています。左右それぞれの役割をもってこそ、効率的に重力とのバランスをひとつに保つことができ、運動能力や調整能力が発達したのです。

また、身体全体で見ても、右半身には「衝撃を吸収する役割」があり、左半身には「ねじれを吸収する役割」があります。

陸上競技のトラックや野球のグラウンドも左回りになっていますが、これは地球の左回りの自転に合わされており、左足および左半身がねじれを吸収する役割を担うため、このほうが回りやすいからです。

また、人間の身体は、左半身のほうがゆがみやすく、整体で骨盤調整を行なってポキポキと音がするのは、圧倒的に左側です。

これら左右の二つの働きで、重力とのバランスを効率的に保つことができます。しかし、外反母趾や浮き指、扁平足などにより足裏の左右差が必要以上に大きく出ると、免震《めんしん》機能が低下して、ズレやゆがみの大きいところに地面からの過剰な衝撃やねじれが上部へ繰り返され、原因のはっきりしない痛みや身体の不調を引き起こしてしまいます。

もうひとつ、足には重要な役割がありますが、それが**「第二の心臓」**ともいうべき働きです。

人間は足指で踏ん張って歩くことにより、脚の筋復《きんふく》運動（筋肉が伸びたり縮んだりする動き）が起こり、心臓から離れていて、うっ血《けつ》しがちな脚の血流をスムーズに心臓に送り返しています。この第二のポンプの役割も、足裏が担っているのです。足が「第二の心臓」と呼ばれるのはこのためなのです。

したがって、不安定な足裏のバランスを整えた上で、歩いて足と身体を鍛えることは、血行とともに体中の酸素の巡りをよくし新陳代謝を促すので、アンチエイジング効果の重要ポイントになるのです。

足裏のセンサー「メカノレセプター」が身体を安全に保っている

最近では足裏の大切な機能として、もうひとつ認識されてきていることがあります。それは「メカノレセプター」（感覚受容器）といわれるもので、足の刺激を脳に伝えて身体を安全に保つ働きです。この機能が働かないと、前述のように慢性痛や自律神経失調状態、うつ状態、生活習慣病が起こり、さらに認知症の要因とも考えられるので、ひいては老いも早くやってくるというわけです。

では、身体を安全に保つメカノレセプターの機能とはどんなものでしょうか？　それは三つあります。

①安定機能…足裏から全身の骨格や姿勢を「重力とのバランス」で整え身体を安全に保つ。
②免震機能…足裏のアーチで地面からの「過剰な衝撃波やねじれ波」を吸収無害化して身体を安全に保つ。
③運動機能…足とともに環境の変化に対応する運動能力や移動能力で身体を安全に保つ。

人間は、面積でいえば人体の中のわずか一パーセントにすぎない「足裏」でバランスを保ち、立ったり歩いたりしています。これは、先述の「三つの機能」が正常に働いているからこそ成り立つことなのです。

ご存じのように、足裏には土踏まずのようなアーチがあり、歩いたり走ったりするときに、地面からの衝撃とねじれを吸収無害化するようにつくられています。

しかし、外反母趾や浮き指、扁平足など足裏に異常があると、「三つの機能」が正常に働かず、体にズレやゆがみが起こります。そこへ地面からの過剰な衝撃波とねじれ波が上部に繰り返し伝わり、ひざや股関節、腰、首にまで悪影響が及びます。これを日々の環境の中で自覚することなく繰り返しているのです。

歩くときに足裏にかかる衝撃は体重の三倍といわれていますが、それを不安定な足裏でまともに受け続ければ骨や関節はひとたまりもなく、原因のはっきりしない痛みや変形、

メカノレセプターの三つの機能

センサーである足裏で感じた刺激が脳に伝わると、
脳は次の①〜③の機能を働かせて身体を守る。

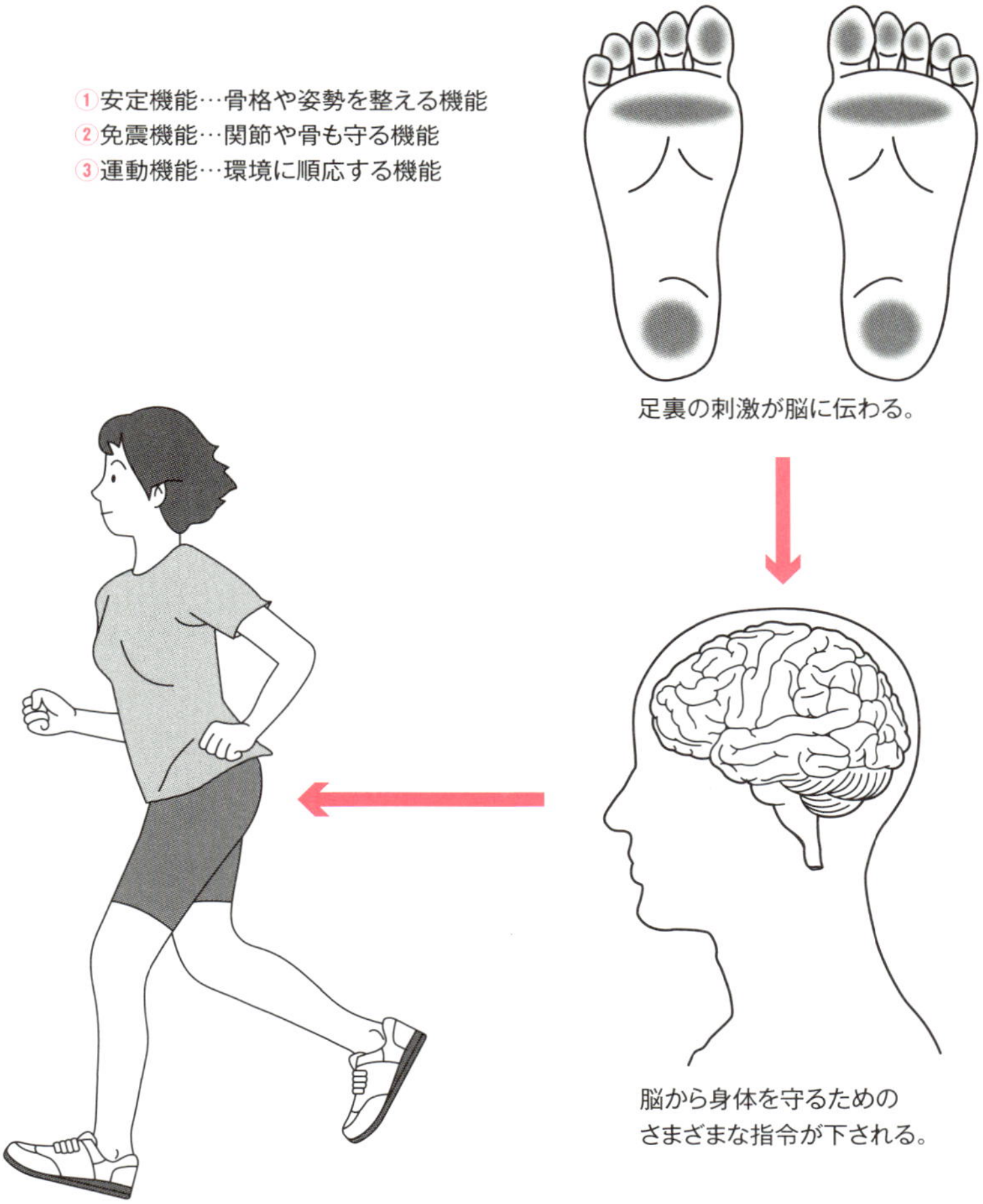

①安定機能…骨格や姿勢を整える機能
②免震機能…関節や骨も守る機能
③運動機能…環境に順応する機能
足裏の刺激が脳に伝わる。
脳から身体を守るための
さまざまな指令が下される。

疲労骨折、さらに自律神経失調状態、うつ状態、生活習慣病なども起こってきます。四十歳以降の女性では、これに全身の不調を起こす「ヘバーデン結節」が加わることでより悪化させてしまいます。

原因のはっきりしない痛みがあると、通常の治療家はその患部しか診ませんが、それでは本当の原因がわかりません。もっと根本的な原因、つまり足裏から患部や全身を重力とのバランスで診なければならないのです。

これは私が長年の治療経験の中で発見したもので、各治療機関で見放された患者さんがすがるような思いで来院されることの端緒になっていると思います。

POINT

- □右足は「衝撃」、左足は「ねじれ」を吸収無害化して重力とのバランスを保つ。
- □足は血流をスムーズに心臓に送り返す「第二の心臓」の役割を果たしている。
- □足への刺激を脳に伝える「メカノレセプター」には、①安定機能、②免震機能、③運動機能の三つの機能がある。
- □歩くとき足裏にかかる衝撃を不安定な足裏でまともに受け続けると、体重の何倍もの破壊エネルギーとなってさまざまな不調の原因のひとつになる。

自律神経安定の秘訣は「呼吸」にある

さて、足裏は身体の安全を保つための基本ですが、身体の内面（循環器系）から見ると、若さの秘訣でもうひとつ挙げられるのが〝呼吸法〟です。

体調の悪い人を観察すると、弱く浅い呼吸をしているのがわかります。呼吸が弱く浅いと、当然血液中の酸素量も減ってしまうので、脳が酸素不足（酸欠状態）になってしまい、それを防ごうと交感神経が興奮し、緊張しっ放しの状態が続きます。その結果、慢性疲労とともに体調が悪くなってしまうのです。

私が日課として行なっている「ドッグブレス呼吸法」は、酸素とともに栄養がエネルギーとなって各器官や臓器に運ばれるので、緊張がほぐれて疲労回復が図られます。同時に、もうひとつの神経である副交感神経が回復して緊張がゆるみ、落ち着いてくるのです（※

ドッグブレス呼吸法は重要なので第三章で詳しく解説します）。

「ドッグブレス呼吸法」で酸素を十分に取り入れることで、副交感神経が正常に戻って脳の緊張がほぐれ、身体がリラックス状態になります。すると、**「β《ベータ》エンドルフィン」**という、いわゆるリラックスホルモンが盛んに分泌され、自律神経が正常化し、中立（ニュートラル）になってくるのです。

よく言われていることですが、βエンドルフィンは思考をプラスにすることや瞑想《めいそう》を行なうこと、笑うことなどによっても多く分泌されます。

できるだけ速く深い呼吸をすることによって、横隔膜《おうかくまく》が上下運動し肺が鍛えられ、腹部のマッサージ効果が得られると同時に心臓のポンプ作用を助けることで、酸素を十分に取り入れることができるからです。

このように、酸素が身体に十分に行きわたると、弱っていた副交感神経が正常に戻るので筋肉が弛緩《しかん》して脳や各臓器の働きが安定し、正常になって血圧も下がってくるというわけです。

「ドッグブレス呼吸法」は、運動の後や暑いときに犬がするように、「ハッハッ」と力強く、速い呼吸を繰り返し行なうという呼吸法です。こうすることで、体温調節ができ、酸素を多く取り入れることができます。

この方法で、自律神経の働きを助け、体内の各器官や内臓を調整して、早く正常に戻します。

自律神経が正常に働くと内臓機能が安定するため、表情も穏やかになり、心身を健康に導いて若さを保つという効果があります。

〝納得できない説明〟を認めてはならない

各治療機関では、通常、患者さんが原因不明の痛みや不定愁訴を訴えると「加齢のせい」とか「患部の使いすぎ」「家庭の問題」「心の問題」「ストレス」などといって片付けられてしまい、納得できないまま諦めてしまう方も多いようです。

どんな患者さんでも「治りたい」という一心で治療に訪れます。常に足裏から全身を重力とのバランスで判断し整える治療することで、慢性痛も治まり、自律神経失調状態やうつ状態、生活習慣病が改善されてみるみるよくなっていくのです。

身体の不調が改善されると自律神経とともに内臓機能もよくなるので、表情も明るく気持ちもさわやかになります。すると、自然に外見も若々しく変わっていくのです。

当院では訪れるすべての患者さんに対し、必ず外反母趾や浮き指、扁平足の有無をみます。そして「足裏」から患部や全身を重力とのバランスで整え、自然治癒力（自己治癒力）を最大限に発揮させることが大切だと繰り返し説明しています。

そして、ドッグブレス呼吸法で自律神経を安定させて、身体の不調から抜け出してもらい、健康長寿へと導いていています。

当然、私自身も絶好調を保っていなければいけないので、自分も身体の土台を安定させ、常に足裏から全身を重力とのバランスで整え、これにドッグブレス呼吸法を加えることが日々の生活の中で自然と身についています。

これが現在、私が二十歳以上も若く見られる原点かもしれません。

POINT

□若さのもうひとつの秘訣は「呼吸法」にある。

□運動の後や暑い日に犬がするような「ハッハッ」と強く速い呼吸を繰り返すのが「ドッグブレス呼吸法」。

□ドッグブレス呼吸法により疲労回復が図られるだけでなく、自律神経失調状態が軽くなる。

□足裏から全身を重力とのバランスで整え、ドッグブレス呼吸法で新陳代謝を促せば、多くの身体の不調から抜け出せる。

第二章

「若さ」と「健康」の大敵は自律神経の失調

「病気」でもない「健康」でもない〝未病〟状態が増えている

私のように七十歳を越えると、通常は身体のいろいろなところに原因のはっきりしない痛みや自律神経の不調が出てくるといわれています。私の患者さんからも次のような訴えが寄せられます。

痛みのほかに、首こりや肩こりと共に「手足が冷える」「胃腸が弱り気味」「身体が冷えてよく眠れない」「疲れが溜まる」「顔色が悪い」「食欲がない」「疲れていて寝起きが悪い」などの症状です。

ところが、こうした不調を感じて医療機関にかかり検査を受けても、多くの場合、たいした異常もなく、「老化」「加齢のせい」「精神的なもの」「ストレスや疲れが原因」ということで片付けられてしまいます。

中には「私はもう歳ですからしかたないですね」と、あきらめの境地の方も多いようです。本当にそうなのでしょうか？

東洋医学では、「検査を受けても異常が見つからず、病気とは診断されないが、健康ともいえない状態」を〝**未病**《みびょう》〟と呼んでいます。これは放置すると病気になるだろうと予測される状態です。たとえば、手足の冷えや身体の疲れ、胃腸の不調、それは病気の前兆なのかもしれません。

約二千年前の中国・前漢時代の医学書『黄帝内経《こうていだいけい》』にも「未病の時期に治すのが聖人（名医）」といった記述があるのが確認されています。日本で江戸時代に記された貝原益軒《かいばらえきけん》の著書『養生訓《ようじょうくん》』にも、（未病は）「病が未だ起こらない状態で、養生が必要だが、そのまま放置しておけば大病になる」と記されています。

自覚症状はあるのに病気と診断されない未病状態はストレスが溜まります。すでに肉体的、精神的な疲労が蓄積されています。時間の経過と共にしわやクマが増えて見た目も老け顔になり、身体もボロボロになっていくのです。

このことは現代病といえるほど大きな問題となりつつありますが、私は〝未病〟を症状別に次の三つに分類しています。

①負傷の瞬間を特定できない足、ひざ、腰、首などの、足裏の異常が隠れた原因となる「運動機能の障害」（ロコモティブシンドローム）

②原因のはっきりしない、足裏と頚部の異常が隠れた原因となる自律神経失調状態やうつ状態などの「神経機能の障害」（ニューロパチーシンドローム）

③発症に気づかないが、足裏と頚部の異常が自律神経を誤作動させて、これによるホルモンバランスの崩れが隠れた原因となる「生活習慣病（代謝の障害）」（メタボリックシンドローム）

これらの根本的原因がどこにあるかを追究していくと、やはり人間の土台「足裏」と重力の関係に行き着きます。

「根本原因がわからない」のは患部を部分的（ミクロ的）に診ているからで、人間の土台「足裏」から患部や全身を「重力とのバランス」で全体的（トータル的）に診ることを忘れているからです。

「メカノレセプター」が脳内快楽物質を喚起する

第一章でも述べましたが、足裏には「センサー」の役目を果たす「メカノレセプター」という機能があり、足裏から脳を刺激して、身体全体を安全に保つ働き（①安定機能、②免震機能、③運動機能）を担っています。

さらに足裏を刺激するとそれが脳に伝わり、神経伝達物質（「快楽物質」とも言われる）が分泌されます。脳の中には千億個以上の神経細胞がありますが、これらの細胞同士の情報交換を円滑にすすめるのが神経伝達物質の役割です。

脳内で機能する神経伝達物質は**アドレナリン**と**ドーパミン**、そして**セロトニン**が代表格で〝快楽物質〟とも呼ばれています。

これらの神経伝達物質はそれぞれが異なる役割を果たしています。

まず、「アドレナリン」は外部から迫りくるストレスや危険に対抗して、もっともよい行動を選択してくれますが、その際、血液の供給を増やして筋肉を緊張させたり、怒りや不安、恐怖などの感情も引き起こしたりしてくれます。同時に心拍数や血圧、血糖値も上昇することになります。

「アドレナリン」の分泌が過剰になると、高血圧や糖尿病、不眠症の原因になり、イライラして怒りっぽくなったりキレやすくなったりします。

逆に少なくなると、何事にも意欲が減退したり、抑うつ状態に陥ったりします。

二番目の「ドーパミン」は、何かに夢中になったり集中したり、感動したりしたときに分泌されます。まさに、夢や快楽に関連するホルモンですが、学習や運動などで達成感が生まれ気持ちがよくなると、さらに意欲や向上心が湧いてきます。

強いストレスがかかると飲酒などで解消したくなるのは、ドーパミンを分泌して快楽を得たいという行動からきていると考えられます。

しかし、分泌が過剰になると、より一層の快楽を得ようとして制御がきかなくなり、アルコールやギャンブルなどの依存症に陥ってしまうリスクもあります。

反対に少なすぎる場合には、物事への関心が薄れて、マイナス思考になり、パーキンソン病などの病気に至る場合もあります。

最後の「セロトニン」は、アドレナリンとドーパミンをバランスよく機能させる働きを受け持ち、精神的に安定させて幸福感を生み出してくれるホルモンといわれています。セロトニンは脳内と腸で生成されて、その量はわずかであっても精神的に落ち着きをもたらしてくれますが、一方で、セロトニンが不足すると意欲減退で疲れやすくなり、不眠症になりやすいといわれます。

セロトニンを増やすには、朝日を浴びたり運動をしたり、乳製品や大豆製品を摂取したりするとよいとされています。同様に、バナナや赤身の肉もセロトニンの増加に効果があります。

このように、三つの神経伝達物質はストレスと大きくかかわっていて、それらがバランスを取りながら、心身の健康と若さを保つ働きもしているのです。

そして脳内の神経伝達物質は、メカノレセプター（足裏の刺激）によって左右されているので、足裏への刺激と身体を安定させることで脳内に快楽をもたらし、心身ともに健康で若さも保たれるということです。

私は、人間はもともと地球上で生かされている生物だからこそ、地球の環境に適合していかなければならないと考えています。

それが生物の宿命であり、その機能を**足裏のセンサーであるメカノレセプター**が果たしていて、**それを最大限に生かすこと**こそ健康や若さを保つ秘訣なのです。

POINT

- □未病とは検査でも異常がなく、病気ではないが健康ともいえない状態のこと。
- □未病は症状別に①運動機能の障害（ロコモティブシンドローム）、②神経機能の障害（ニューロパチーシンドローム）、③代謝の障害（メタボリックシンドローム）の三つに分類できる。
- □「アドレナリン」「ドーパミン」「セロトニン」の三つの神経伝達物質が心身の健康やストレスにかかわり、バランスを保っている。

現代人のほとんどが自律神経失調状態に悩まされている

もうひとつ、体内の機能を正常に保ち、体調を安定させて健康を維持するために重要な器官があります。それが**「自律神経」**ですが、現代のようなストレス社会においては未病とも大きな関連があるので、特に注目されるようになりました。

首の周辺には、身体全体の機能を司る中枢神経が集まっています。頚椎と頭蓋骨の接続部分には自律神経が集中しており、内分泌系統のホルモンバランスや内臓機能の管理など重要な役割を担っています。

自律神経には、**「交感神経」**と**「副交感神経」**の二つがあり、交感神経は活動時に、副交感神経は安静にしているときに機能します。

それぞれの神経伝達物質（アドレナリンやアセチルコリンなど自律神経のバランスを整えるための物質）を、瞬時に調整し対応しているのです。

健康な状態にあるときには、この二つの神経はバランスよく保たれています。ところが、頚椎上部と頭蓋骨の接続部が圧迫されて自律神経に誤作動が起こると、伝達不良に陥ったり、交感神経や副交感神経のどちらかに片寄りが起こったり、その両者が交互に入れ替わったりしてしまいます。

この二つの機能が片寄ると、正反対の症状が発症してしまうことがあるのです。

主な症状は、次のようなものです。

①「うつ」と「そう」
②「ひん脈」と「どん脈」
③「高血圧」と「低血圧」
④「便秘」と「下痢」
⑤「拒食症」と「過食症」
⑥「冷え性」と「のぼせ・ほてり」
⑦「肥満症」と「痩せ症」

⑧「不眠症」と「過眠症」
⑨「低体温」と「高体温」
⑩「多汗症」と「無汗症」
⑪甲状腺の「機能亢進」と「低下」
⑫「ドライアイ」と「涙目」
⑬「ドライマウス」と「つばの出すぎ」

これらの症状は、はっきりとした極端な状態なら自覚できますが、多くの場合、検査結果に表れません。しかし、多かれ少なかれ現代人はこれらのどれかの〝未病〟、つまり自律神経失調状態に悩まされているのです。

自律神経失調状態はこうして起こる

自律神経のメカニズムを車にたとえると、健康な状態とは交感神経と副交感神経のそれぞれ二つのギアがニュートラルかまたはドライブの位置にあり、常に次の動作や危険に備えている状態です。

この「ギア」つまり、自律神経が誤作動を起こし、トップの前進に入りっぱなしか、またはバックの後進に入りっぱなしのどちらかに片寄ってしまったり、ときどき入れ替わったりするとどうなるでしょうか。身体の器官や内臓も同じように、機能が亢進したり、逆に低下したりして、前述したいろいろな症状が起こってしまいます。

人間の身体のほとんどの器官や内臓は、交感神経と副交感神経によってコントロールされているので、同じ部分の病気であっても機能亢進か、あるいは機能低下という片寄った症状が見られるのは、このためです。

自律神経失調状態ではホルモンの異常も起こりますが、これは機能亢進や機能低下という片寄った状況を補ったり、回復させたりするための身体の防御反応のひとつなのです。

身体の痛みのほかに「足と首の異常を訴える人」をよく観察してみると、自律神経失調状態と生活習慣病をともなっている場合が多いのはこのためです。

病気の始まりとなる〝未病〟状態は、この自律神経の働きが狂ってしまうところに根本原因があります。

これが自律神経失調が起こるメカニズムですが、通常はいろいろな失調状態を総称して「自律神経失調症」と呼んでいます。

また、私は一般的な「自律神経失調症」と足と首の異常が原因となる**「自律神経失調状態」**と、もうひとつ一般的な「うつ病」と**「うつ状態」**を区別しています。

本来の「自律神経失調症」「うつ病」というのは、すでに現代医学で理論を裏付けとする投薬などの治療法が確立されていますが、これとは別に足と首の異常が隠れた原因となる「自律神経失調状態」や「うつ状態」というのは、交通事故などによるムチ打ち症でも発症することがよく知られています。これと同じように外反母趾や浮き指、扁平足など**悪い足による悪い歩き方が、ムチ打ち症の後遺症のような症状を引き起こします**。この「足と首との関係」がわからなかったために治療法がわからず〝未病〟状態で多くの人が悩んでいるのです。放っておくと精神的にも肉体的にもますます悪化して、通常の生活が送れないようになってしまいます。

さらに自律神経が誤作動するということは、細胞の活性化が阻害されて新陳代謝機能が衰え生活習慣病の隠れた原因となるので、しわやクマが増えて見た目も老けてしまいます。ですから、自律神経の安定は、アンチエイジングにも大きな関係があるのです。

POINT

□自律神経に誤作動が起こると「高血圧」と「低血圧」など正反対の症状が発症する。

□ほとんどの器官や内臓は交感神経と副交感神経によってコントロールされている。

□一般的な「自律神経失調症」と、「足と首の異常」が原因となる「自律神経失調状態」や「うつ状態」を区別しなければならない。

X線にもMRIにも写らない変形や骨折があった

ここで「若さ」と「健康」に密接に関係する自律神経の誤作動のメカニズムについて、もう少し詳しく解説しておきましょう。

人間の頭を支える部分に頚椎があり、そこに「重力」の負担が集中すると、脊椎《せきつい》に炎症が起きたり変形したりして、微細な疲労骨折も起こったりします。

先に積み木の例で説明したように、積み木の一段目がズレたり傾くと、必ずその最上部の積み木は反対側にズレて崩れないようにします。人間にもこれと同じ作用が働きます。

足裏に外反母趾、浮き指、扁平足などの異常があると、足指が踏ん張れず不安定な足裏となり、それを補うため、脊椎のいちばん上にある頚椎とともに頭が傾いてしまうのです。

土台となる足裏の不安定を首が補いやすいという特徴があり、この傾きは無意識の内に行なわれてしまうので、本人は気がつきません。悪化の過程を段階的に見ていくと、次のようになります。

①足裏が不安定だと、まず、ひざや股関節、腰、骨盤、背骨がゆがみます。姿勢も悪くなり、結果的に脊椎の最上部にあたる頸椎が足裏の不安定を補おうとして、**「構造学的なゆがみ」**が起きてきます。

②次に、人間には積み木と違って「歩く」という動作が加わります。歩くとき足裏が不安定な状態だと、歩く度にかかとからの過剰な衝撃波とねじれ波という**「過労学的損傷」**が、ゆがんでいる脊椎の最上部、特に頸椎の一番目（頭蓋骨と頸椎の接続部）に繰り返し伝わってしまいます。

たった一回の衝撃波とねじれ波のエネルギーは弱いものであっても、二年、三年と繰り返されるうちに、この二つのストレスが蓄積されて、地震でいう震度五以上の巨大な破壊のエネルギーとなり大きなダメージになります。

こうして頭蓋骨と頸椎の接続部分を圧迫し続けて、徐々に各部位の炎症や変形、微細な疲労骨折などの破壊を引き起こしてしまうのです。

積み木の原理と頸椎への衝撃とねじれ

積み木の原理

積み木の一段目がズレていると、その上の積み木はゆがみを補うために反対側にズレることになる。

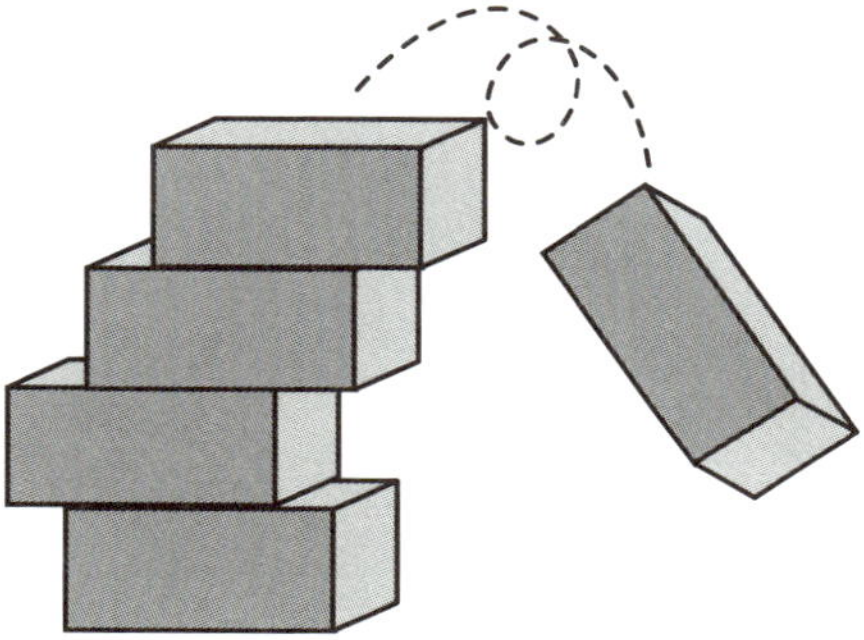

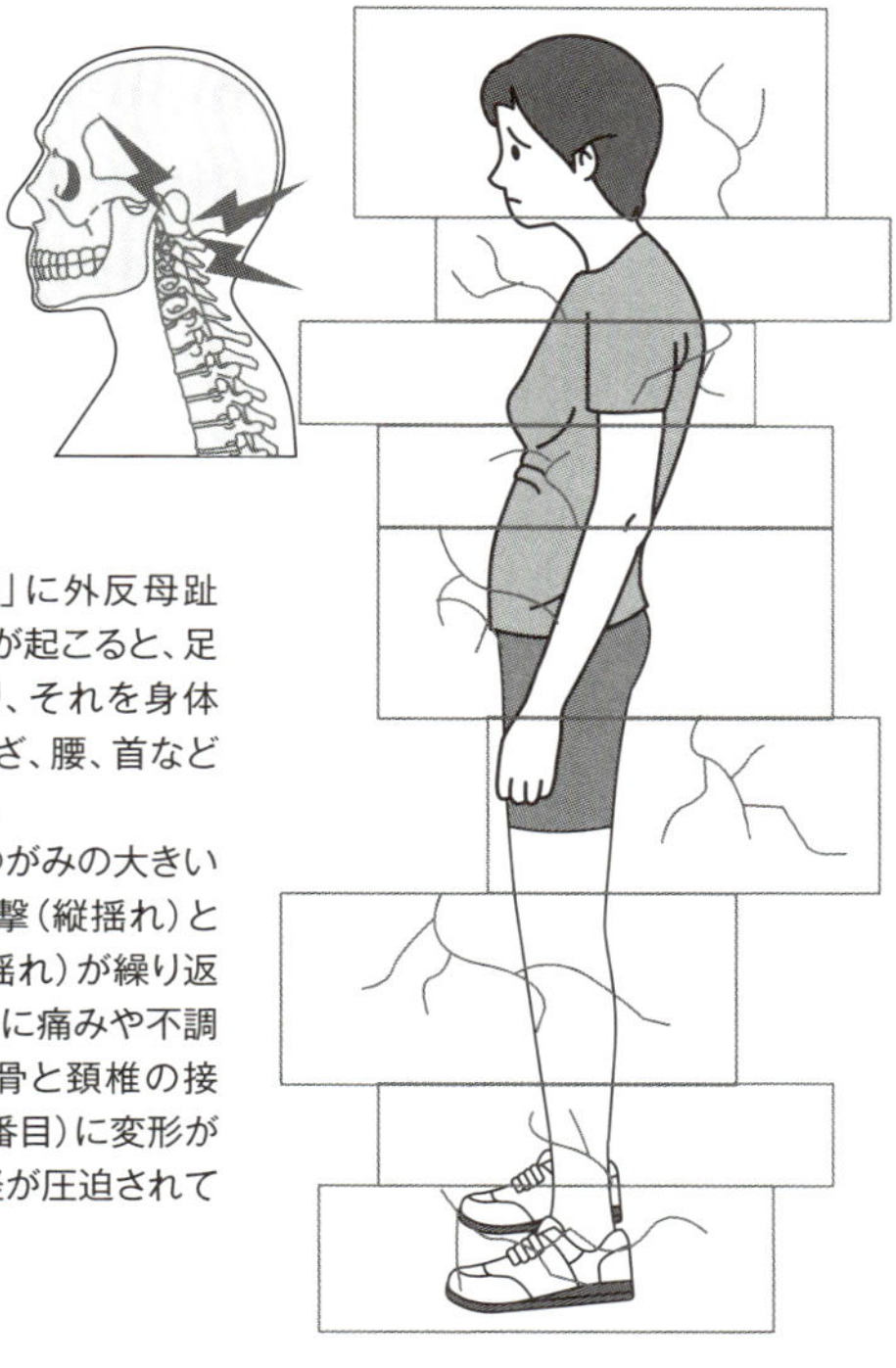

身体の土台「足裏」に外反母趾や浮き指など異常が起こると、足裏が不安定になり、それを身体の上部で補い、ひざ、腰、首などにゆがみが起こる。
歩く度に、身体のゆがみの大きいところに過剰な衝撃（縦揺れ）と過剰なねじれ（横揺れ）が繰り返されて、変形とともに痛みや不調も発生。特に頭蓋骨と頸椎の接続部分（頸椎の一番目）に変形が起こると、自律神経が圧迫されて誤作動を起こす。

③さらに、不安定な足裏はかかと重心となり、竹馬に乗って歩いているような状態なので、日常生活やスポーツなどの「環境学的条件」の中で気づかないうちにこれを繰り返すことで、悪化や重症化させてしまいます。

特に頚椎に炎症が起こると、周りからは液状のカルシウムが流れ出して、軟骨が変形したり、とげ状の骨ができたりしてしまいます。この骨の変形やとげ状の骨の形成は、初期においてはX線やMRIなどの画像診断では、なかなか見つけられません。

この症状が悪化すると「首のヘルニア、分離症、すべり症、狭窄症《きょうさくしょう》、後縦靭帯骨《こうじゅうじんたいこつ》化《か》症《しょう》」と呼ばれる状態になったり、または、この首の異常が頭と頚椎との接続する部分にある神経根を圧迫したりします。圧迫された神経は伝達不良となり、結果的として自律神経失調状態が起きてくるのです。

首の異常のひとつである骨のひび割れや疲労骨折があると、脊椎の中から骨髄液が流れ出し、その絶対量が減少することで、脳脊髄液低下症となり、自律神経失調状態を引き起こしてしまいます。

こうなると、イライラや不眠、胃腸障害、便秘、下痢、冷え性、慢性疲労、うつ状態などの不定愁訴につながったり、生活習慣病の原因にもなったりしています。病院に行ってもＸ線やＭＲＩで見つけられず、原因不明の体調不良や慢性痛として診断されてしまいます。**人間の土台「足裏」からこれらの症状を「重力とのバランス」で診断していないので、これは現代医療の盲点といえる**かもしれません。

こうして無意識に知らず知らずの間に不定愁訴や身体の不調で不健康になり、未病状態のままで過ごしている人が大勢います。これでは気づかないうちに眉間に大きなしわが出てくるので老けて見えるのも当然なのです。

アジア歴訪の足裏調査で証明された「足と健康との関係」

私は以前、「足と健康の関係」を確認するために、アジアなどで裸足で生活している国の人たち四千人以上の足の比較調査も行なったことがあります。

栄養状態やケガなどを除いた調査結果から、人間の土台である足裏が安定し、しっかり踏ん張って裸足で歩く国の人たちは、首がしっかり安定していて、自律神経失調状態、うつ状態、パニック症などの不調で悩むことが少ないことがわかったのです。

このことからも、「足と健康との関係」が証明されたと実感しました。さらに、不健康な人が若く見えることはありませんので、**常に足裏から全身を重力とのバランスで整えて、よい姿勢とともに自律神経を安定させることが若さを保つ秘訣**だということも確認できたのです。

POINT

□歩くたびに地面からの過剰な衝撃波とねじれ波が繰り返されて頭蓋骨と頸椎の接続部分が圧迫されることによって、徐々に炎症や変形、微細な疲労骨折が起こる。

□頸椎の炎症によって液状カルシウムが流れ出すと、軟骨が変形したりとげ状の骨ができたりする。

□首の異常は頭蓋骨と頸椎との接続部にある神経根を圧迫し、自律神経失調状態やうつ状態が起きてくる。

□裸足で生活している国では、自律神経失調状態やうつ状態、パニック症などで悩む人が少ない。

第三章

カサハラ式
重力との
バランス健康法

カサハラ式
アンチエイジングのメソッド

さて、ここまでちょっと駆け足ですが、なぜいつも健康で若々しい人と、そうでない人とに分かれるのか、「若さ」と「健康」の大敵である「未病状態」とは何なのかについて説明してきました。

ここからは、いよいよカサハラ式「二十歳若返る重力とのバランス健康法」を具体的にご紹介していきます。これは私がライフワークとして、四十五年以上にわたる治療経験の中で、試行錯誤しながら体得した方法です。

第一章でもお話ししたように、まずいちばん大きな原因である「足裏」を安定させて健康を保つ方法をいくつかご紹介します。衰えた足裏の機能を蘇《よみがえ》らせるのに効果的な「グーパーリハビリ運動」、そして手の親指の爪で足裏を強めに刺激して「踏ん張り力」を高める「足裏爪刺激」など、どれも簡単で、すぐに始められるものばかりです。

続いて、これまた大切な「呼吸」について、究極の若返り方法「ドッグブレス呼吸法」を解説します。これは私が五十年来続けている呼吸法で、効果は抜群です。

最初は懐疑的な人も、「だまされたと思って三か月続けてください」と私に言われて続けていくうちに、その効果に驚きびっくりされます。犬の呼吸法をまねて繰り返すだけですが、続けていくと体内から精力がみなぎってきます。一度試すだけで、その凄さがわかるでしょう。

そして次に、仕事や家事の途中でもすぐにリフレッシュできる簡単ストレッチをお教えします。

あわせて、メンタル面も鍛えることで、アンチエイジングの効果が倍増します。いつでもプラス志向でいることが大切で、少しでもマイナス面を考えることで老ける原因になります。「自分にはよいことしか起こらない」、あるいは悪いことがあったら「大難を小難に変えることができた。なんてラッキーなんだ」「災い転じて福とすることができる」と思うことで道が開けてくるのです。

最後に実際の生活習慣の中で私が行なっている効果的な習慣をいくつかご紹介します。「薄着」「海水」「筋力」がキーワードですが、すぐに実践できて効果が上がる方法です。

もちろん、これからご紹介する健康術のすべてを実践しようとすると大変ですから、この中で気に入ったものから試してみて、自分に合っていたら続ければよいのです。何も堅苦しく考える必要はありません。

続けているうちに、少しでも効果が感じられれば、やる気もアップするでしょう。そうなれば、どんどん前向きになってさらに効果も上がってきます。どれでもよいので、ぜひ一度試してみてください。

1 毎日五分の「グーパーリハビリ運動」で足裏の機能が蘇る

足裏を安定させて、いつまでも若さと健康を保つには、どうすればよいのでしょうか？ここからは私が実践している具体的な方法をいくつか紹介していきましょう。まずは「グーパーリハビリ運動」です。

「グーパーリハビリ運動」は、外反母趾や浮き指、扁平足など不安定な足裏の改善に効果があり、子どもから大人まで誰にでも簡単にできる足指のストレッチです。

通常、グーパー運動というと、多くの方は足指だけで動かす運動を連想されますが、指先しか動かせていないので本当の効果は引き出せません。足指でタオルをつかむ運動も同様です。足裏を安定させてしっかりと地面を踏ん張るためには、指先ではなく、指の付け根からしっかり曲げる必要があります。

たとえば、手で物を持ったり握ったりするときのことを想像してみてください。指先を曲げるだけではなく、指の付け根から深く握ることではじめて、しっかりとつかむ力が出るでしょう。足も同様で、指の付け根から曲げて踏ん張らないと、足裏のセンサー（メカノレセプター）の作用（安定機能、免震機能、運動機能）が働かないのです。

「グーパーリハビリ運動」は、親指を中心に行ないます。身体を支えるいちばん大きな力は親指にあるので、その親指の運動可動域を広げることで、他の指も連動してきます。

手を使って、足の親指の付け根から内側に深く曲げるのが「グー」、親指をグルグル回すのが「パー」の運動です。指が踏ん張れていない人は、グーの運動だけでも痛がります。翌日に痛みが残らない程度に、徐々に慣らしていってください。炎症などで痛みのある人は治ってから始めてください。

毎日、片足五分くらいずつ行なうのが目安です。動きが悪い人は、筋肉が柔らかくなる入浴中に行なうと効果的です。

グーパーリハビリ運動（図は左足の場合）

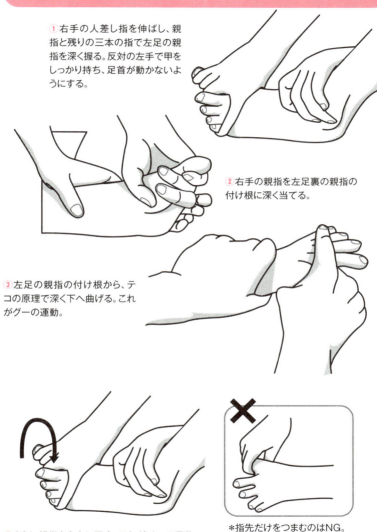

①右手の人差し指を伸ばし、親指と残りの三本の指で左足の親指を深く握る。反対の左手で甲をしっかり持ち、足首が動かないようにする。

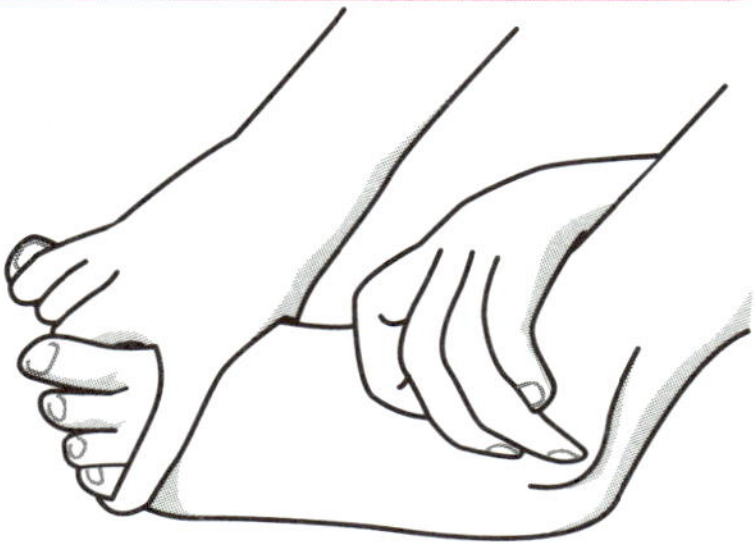

②右手の親指を左足裏の親指の付け根に深く当てる。

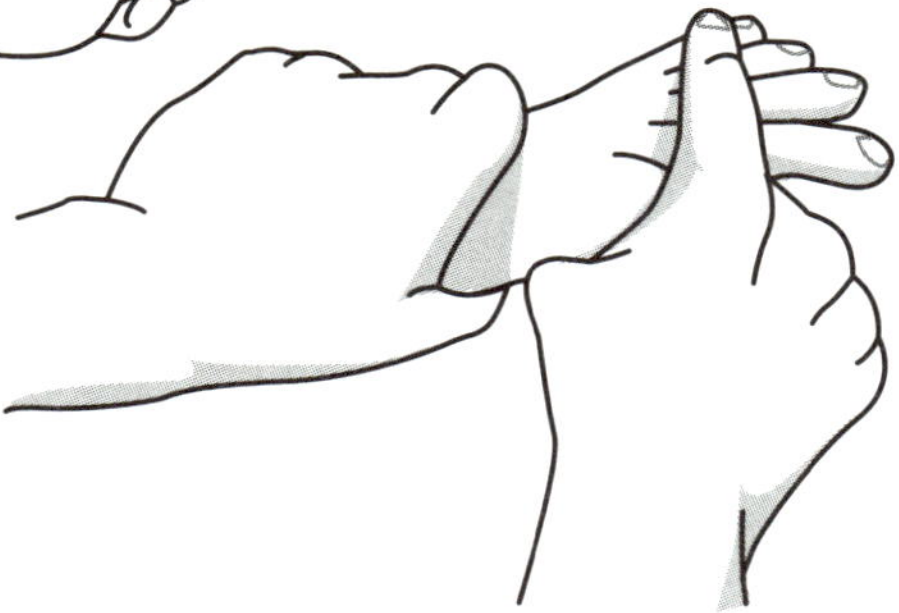

③左足の親指の付け根から、テコの原理で深く下へ曲げる。これがグーの運動。

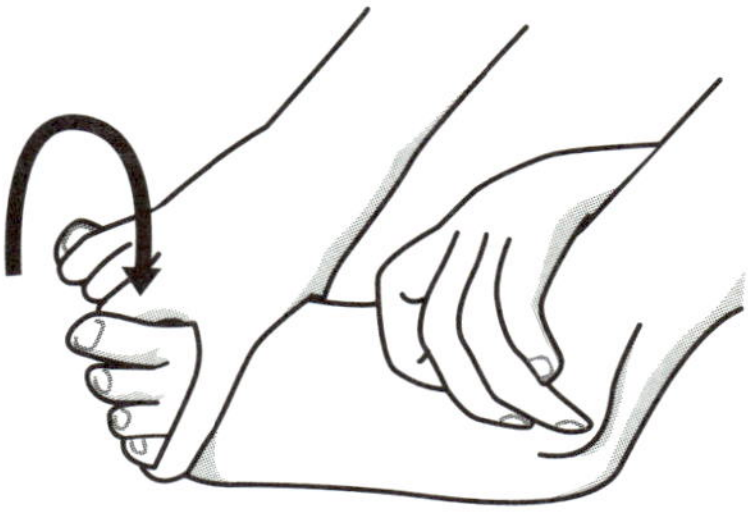

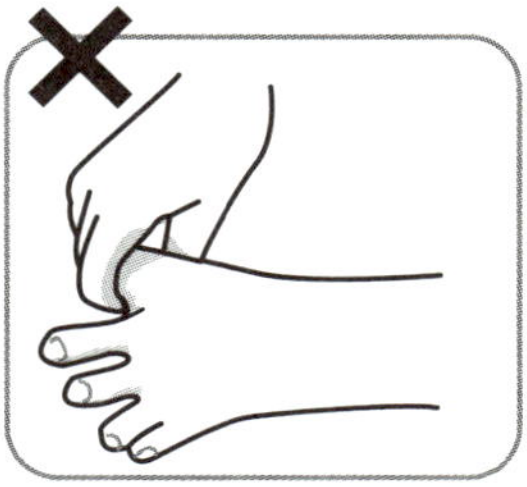

＊指先だけをつまむのはNG。

④さらに親指を左右に回す。これがパーの運動。片足を約5分として、反対の右足も同様に行う。

※グーパーリハビリ運動のやり方は、笠原先生の公式サイト（167ページ参照）にて、動画で見ることができます。

2

「足裏爪刺激」で踏ん張り力を回復させる

続いてもうひとつ、日頃から家族と一緒に自宅でできる足裏の鍛え方、**「足裏爪刺激」**をご紹介しましょう。手の親指を立てて強めに足裏全体に刺激を与え、足底反射（足裏への刺激に対して踏ん張り返す反射）が鈍くなった足裏を鍛えます。

足がだるい、長く歩いたあと足裏が疲れている、体調が悪い、物忘れが多くなったと思ったら、手の親指の爪を立て反対側の手と合わせて強めに二、三秒間押して足裏全体を刺激します（ブッブツの突起物のついた履き物でも、同様の効果があります）。

十分間くらい強めに刺激をしていると、身体全体がポカポカと温まってきます。初めは痛いかもしれませんが、毎日続けていれば、足裏のバランス感覚が戻ってきて、地面を踏みしめる力**「踏ん張り力」**も回復してきます。

この運動は、子どもの頃から習慣づけていくとより効果的です。特に歩き始めの幼児期から行なうことで、足底反射を呼び起こし、足裏の育成に役立ちます。最近問題になっている子どもの腰痛や肩こりをはじめ、自律神経失調が原因となるうつ状態や登校拒否、引き籠りなどを防止する一助になると考えられます。

また、高齢者には足裏を刺激して踏ん張り力をつけてよく歩くことで、認知症の予防にもつながるといわれています。

私の子どもの頃は、土の上などでこぼこの地面を裸足で過ごす機会があったので自然と足裏が鍛えられたものです。それがこの歳になっても足がしっかりしている基礎になっているのかもしれません。

足裏爪刺激

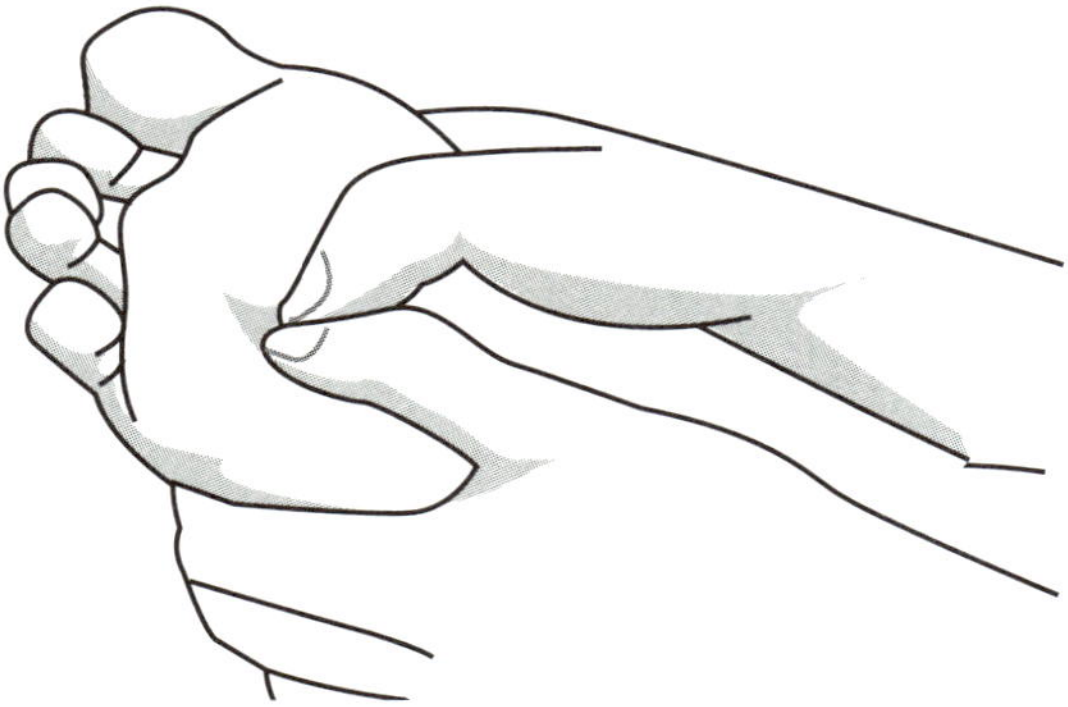

両手の親指で、爪を立てて足裏全体を刺激する。片足5分ずつくらい行なう。

3 ひざを上げて足裏全体で着地する「正しい歩き方」は若返りの効果抜群！

踏ん張り力が出て足裏が安定すると、姿勢がよくなり、自然に**「正しい歩き方」**ができるようになります。この「正しい歩き方」とはどんな歩き方なのかというと、図のように「姿勢をまっすぐにして蹴り出す、ひざをいつもより一センチくらい上げて、指先に力を入れて歩く」歩き方です。

私はこれを**〝リズミカルに歩く〟**といっています。

巷ではよく「かかとから着地する」ようにいわれますが、これは大きな間違いです。かかとから着地すると地面からの過剰な衝撃が上部に伝わり、身体全体のズレやゆがみと共に原因不明の痛みや変形の原因になります。

低い台の上から飛び降りるときでも、かかとで着地する人はいないはずです。かかとで

正しい歩き方

①まっすぐに正面を向いて背筋を伸ばして立ち、身体の重心はやや前方にかけて歩き出す。

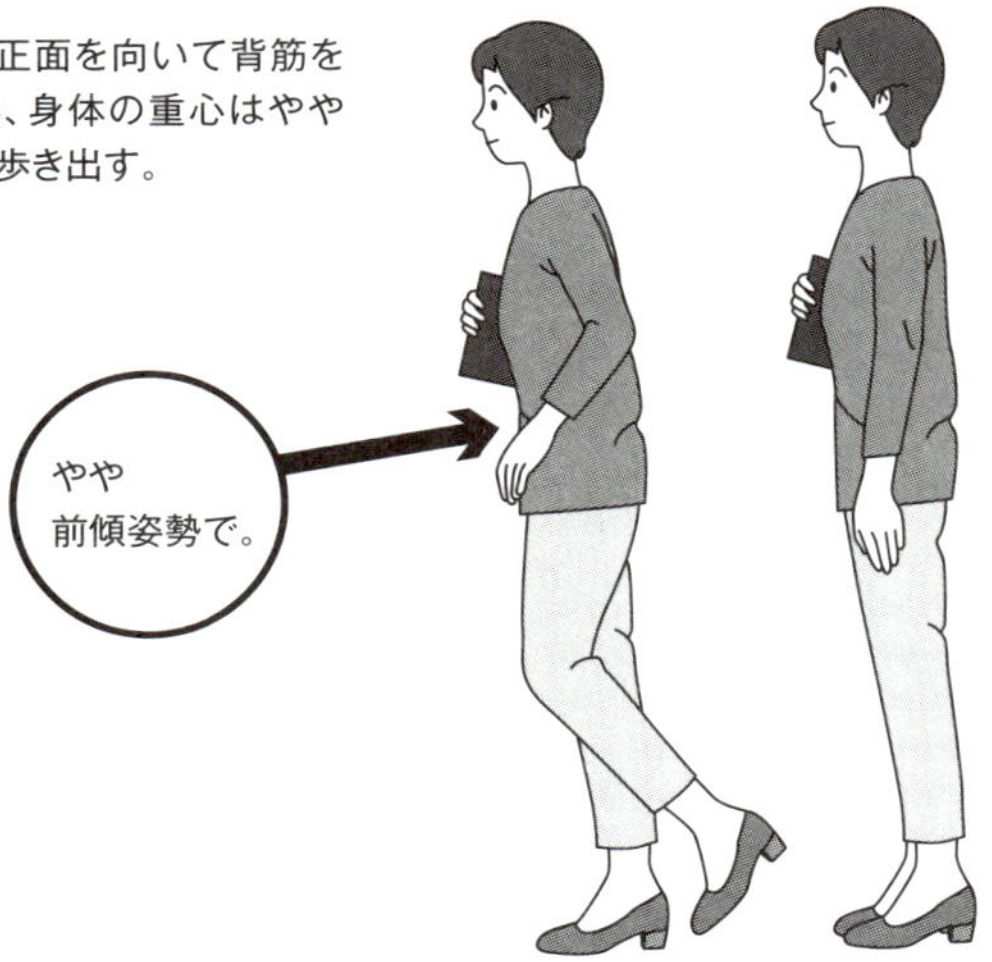

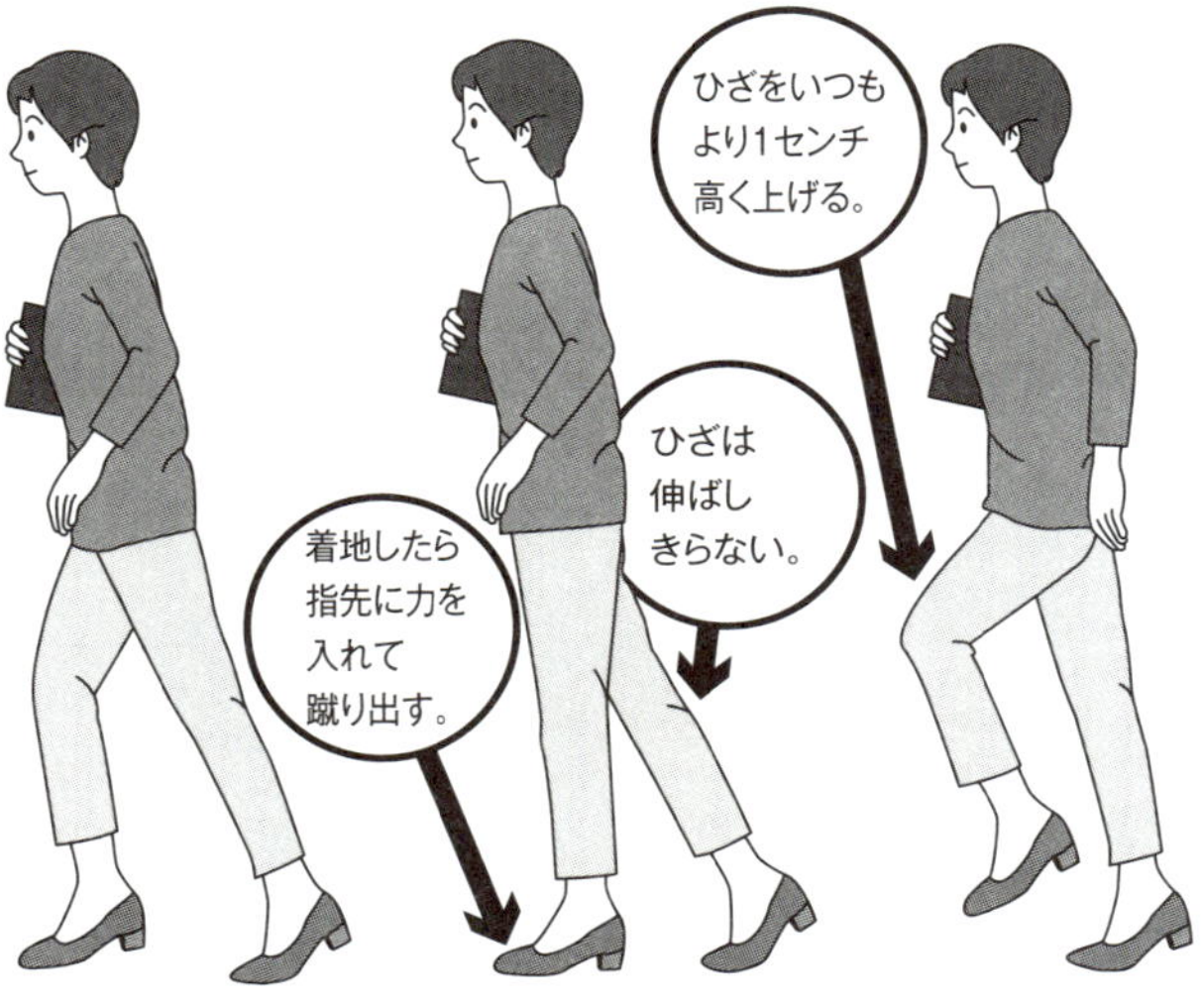

④少し早足に歩くように意識すれば自然な歩幅になる。

③かかとからではなく、足裏全体で着地する感覚で。かかとからの着地は、身体全体に衝撃が伝わるのでNG!

②ひざをいつもより1センチ高めに上げるイメージで。

着地すれば身体全体に激しい衝撃が走ります。これと同じことを歩行でやってはいけないのです。

ですから、「ひざを伸ばしきって、かかとから着地する」歩き方は誤りなのです。

足裏の着地イメージとしては、小指と親指周辺で各二十五パーセントずつ、そしてかかとで五十パーセントという配分で、足裏全面で受け身を取るような感じです。歩幅は歩く速さに合わせた自然な歩幅にするといいでしょう。

また、ひざは伸ばしきらず、ほんの少し曲げかげんで歩く癖をつけるようにしましょう。というのも、ひざを伸ばしきって立つと、骨に頼って身体を支えることになり、かかとからの過剰な衝撃波やねじれ波が身体の上部を直撃してしまうのです。ひざを少し曲げかげんにして立ち、歩くということは、筋肉に頼って立つということで、かかとからの過剰な衝撃とねじれをひざから下で吸収し、無害化できているということなのです。

まず歩く前に、つま先立ちの運動を十回くらい行います。かかとに片寄った重心が前の正常な位置に戻り、踏ん張るときに指先が自然に開き、力が入るようになり、足裏が安定してきます。

そして歩くときには、ひざをいままでより一センチくらい上げるようにします。そのためには、普段からその場でひざを水平に上げる**「足踏み準備運動」**（↓82ページのイラスト参照）を行なって、ひざを上げて歩く筋力をつけることです。

この他、両ひざを締める筋力をつける**「ひざ締め屈伸スクワット」**（↓82ページのイラスト参照）をしておくと、正しい歩行が自然と促されます。

これらを踏まえ、正しい歩き方の要点を整理すると、

①かかと・小指側・親指側の足裏全体が同時に着地できるスピードをイメージする
②自分にあった歩幅をイメージして、一直線に体を揺らさず、バランスよく歩く
③ひざは一センチくらい高く上げ、伸ばしきらず、反らしきらないでリズミカルに歩く
④つま先立ち運動で足指を地面に着地させて踏ん張り、地面をつかむイメージで歩く
⑤外反母趾や浮き指、扁平足などの異常があればテーピングや専用サポーターなどで矯正し足裏のバランスを整えて、自分の足にあった靴で歩く

…という具合になります。このように正しく歩くことで、筋力も維持できて代謝機能も上がり、健康やアンチエイジングにもつながるのです。

足踏み準備運動とひざ締め屈伸スクワット

ひざ締め屈伸スクワット ↓

3分間程度を目安に行なう。朝晩、歯磨きをしながら行なうとよい。もも内側が鍛えられ、股関節とひざを正常な位置に戻すため、O脚の改善にもなる。

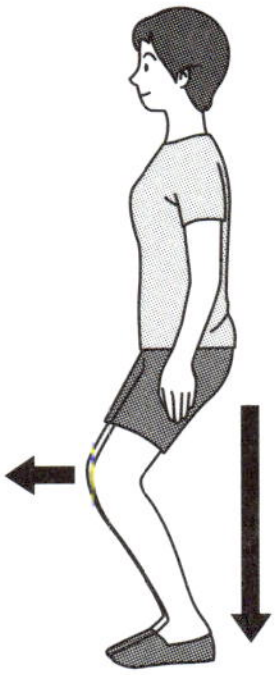

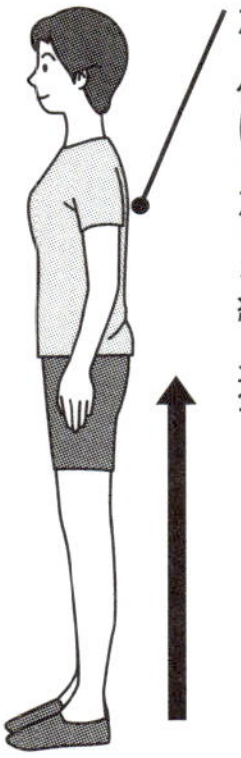

身体をまっすぐにしながら、上下に曲げたり伸ばしたりを繰り返す。

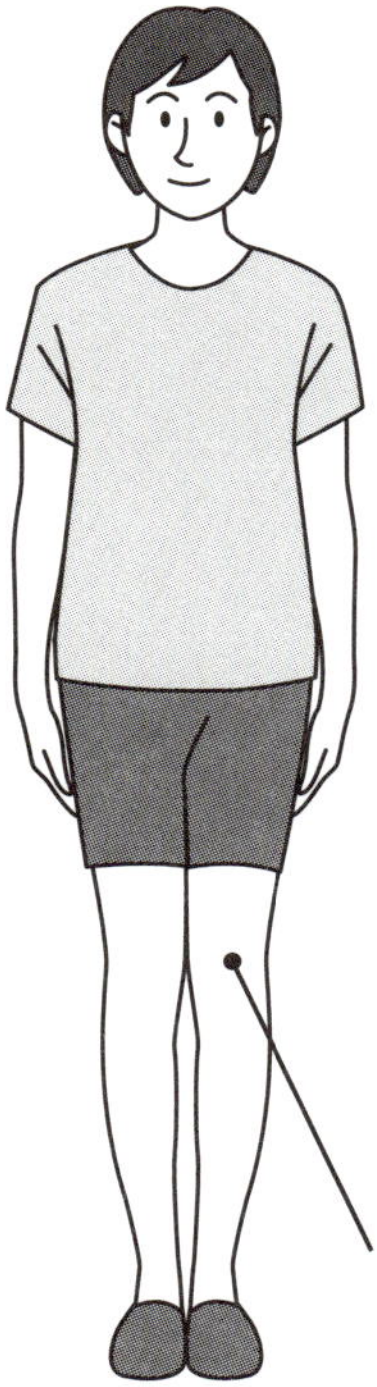

両足を揃えてまっすぐに立ち、両ひざをつけながら曲げて元に戻す。

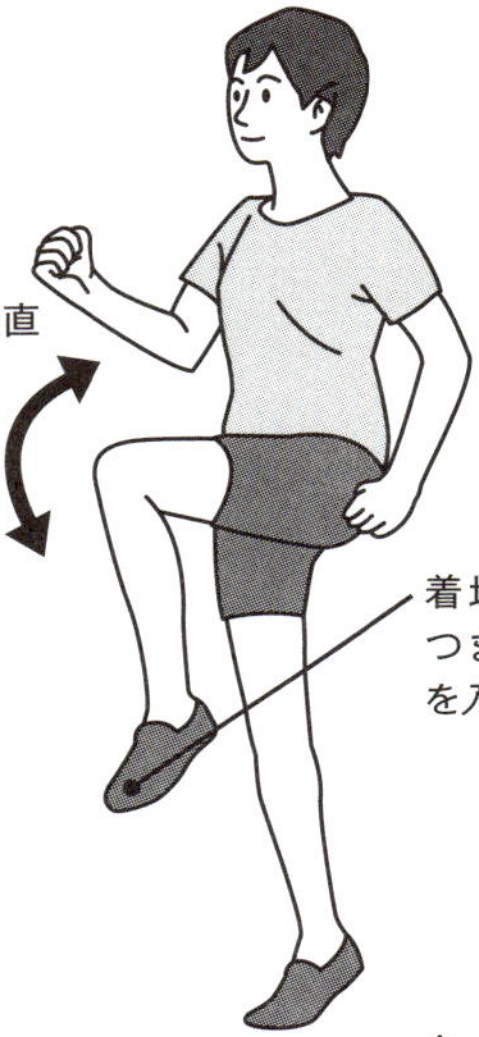

ひざは高く垂直に上げる。

着地の際につま先に力を入れる。

足踏み準備運動 ↑

片足1秒ずつ、各10回くらい行なう。重心がかかとに片寄ると地面からの衝撃が上部に伝わるので注意。

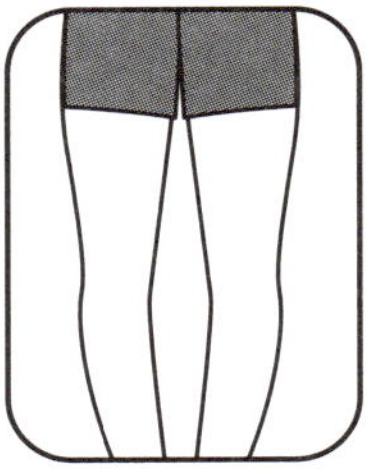

O脚でひざがつかない場合は、曲げながらつけるようにするとよい。

※ひざ締め屈伸スクワットのやり方は、笠原先生の公式サイト（167ページ参照）にて、動画で見ることができます。

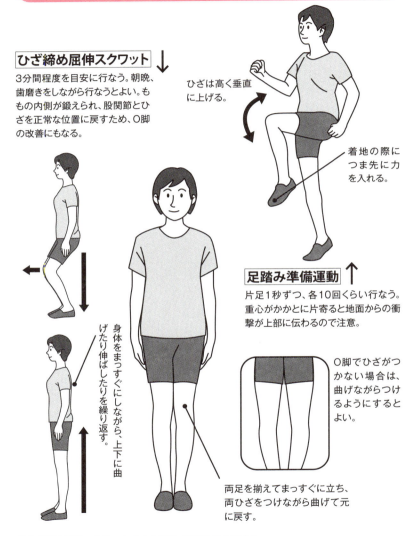

4

「ふくらはぎ丸棒枕」で第二の心臓を活性化する

足に関連してもうひとつ紹介しておくと、ふくらはぎのマッサージ&加圧トレーニングがあります。

第一章で「足は第二の心臓」と言いましたが、ふくらはぎは疲れやすい部位です。足首からすねにあたる個所は血管が少なく、疲れが溜まってくると重力の影響もあって、うっ血しやすくなるのです。

特に、立ち仕事の人や、事務職で日中椅子に座り続けている人は要注意で、マッサージで筋肉をよくほぐして、うっ血した血液を全身に戻してあげる必要があります。

マッサージは次ページの図のように、かかととアキレス腱を両脇から揉んでほぐしていきます。片足三分程度を目安に行なっていると、ふくらはぎが柔らかくなってきて血液が

ふくらはぎマッサージ

最後にアキレス腱からふくらはぎに向けて、5本の指でつかんで下から上へ、片足3分間くらい揉みほぐす。

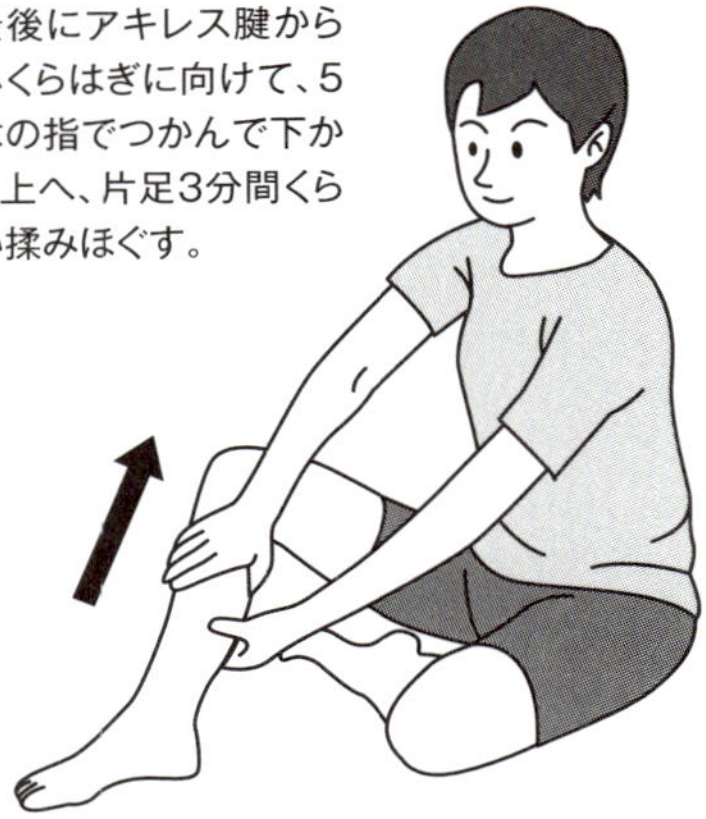

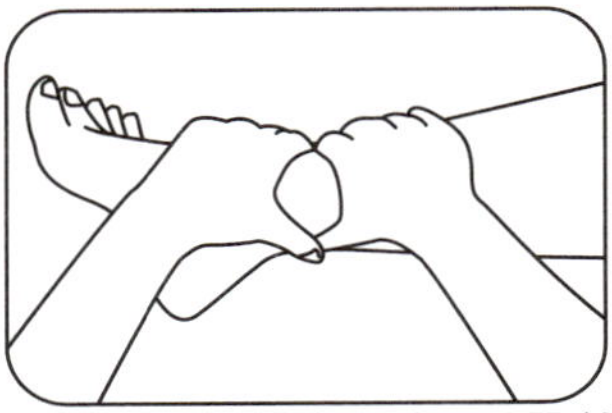

アキレス腱の内側周辺を、1分間くらい親指を重ねて揉みほぐす。

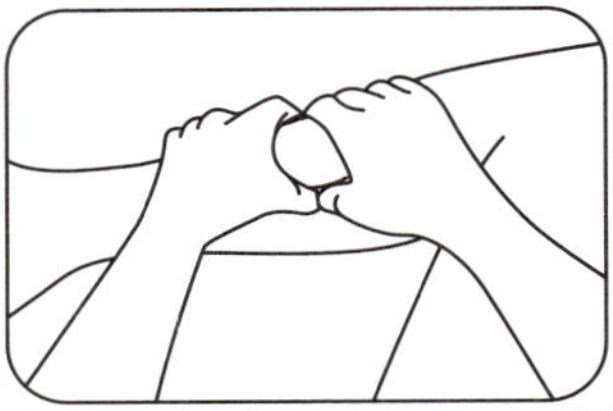

ふくらはぎ全体を1分間くらい、親指を重ねてまんべんなく揉みほぐす。

ふくらはぎ丸棒枕のつくり方

【用意するもの…バスタオル2枚・太めの輪ゴムあるいはヘアゴム3個】

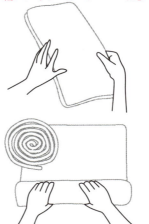

①バスタオルを2枚重ねて、端から丸めていく。

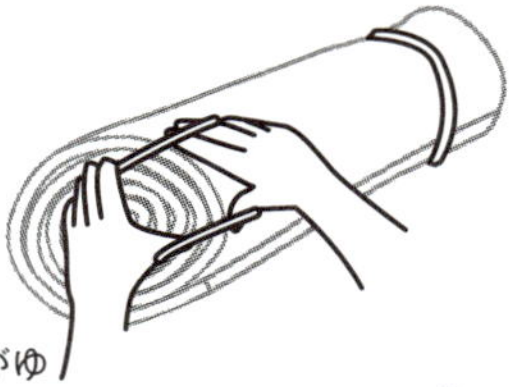

＊巻き方がゆるいと、乗ったときに沈んでしまうので、きつく巻く。

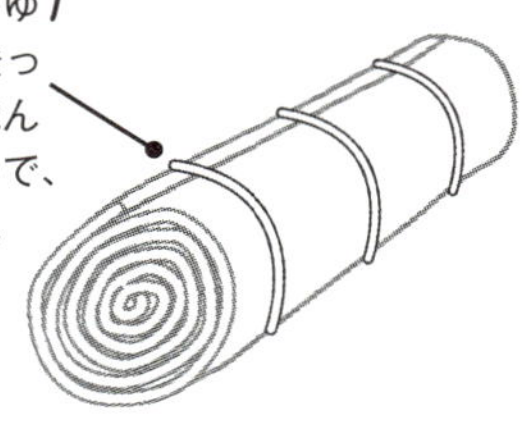

②丸めたら、両端と真ん中に輪ゴム（ヘアゴム）をかけてほどけないようにする。

身体の上部に循環していき、血行もよくなります。

そして加圧トレーニングには、太ももとふくらはぎの間に丸めて棒状にしたバスタオル（**ふくらはぎ丸棒枕**→つくり方は右図を参照）を挟んで、正座するという方法があります（86ページ参照）。これは、アキレス腱とふくらはぎの両方の緊張をゆるめて血行を促します。

自分の体重の押圧効果により、ふくらはぎや太ももがほぐれてスッキリします。血行も促進されて、むくみやだるさ、そして冷え性の解消にも効果大です。

この「ふくらはぎ丸棒枕」は、さらに次のようなさまざまな使い方ができます。

①お腹のストレッチ…お腹のハリ・便秘を解消
②骨盤のストレッチ（仰向け）…骨盤と仙骨関節を整えて腰痛などを解消（86ページ参照）
③同じく骨盤のストレッチ（うつ伏せ）…骨盤を整えて、腰痛などを解消（86ページ参照）
④背中のストレッチ…背筋を伸ばして、猫背を矯正

それぞれ三分くらいを目安に行なうと、全身の筋肉がほぐれて血行やリンパの流れもよくなり、美容、健康、アンチエイジングにとても役立ちます。手軽で簡単、わずかなスペースがあればすぐにできるので重宝します。

ふくらはぎ丸棒枕を用いた加圧トレーニング

①正座をした状態で腰を浮かして、
ふくらはぎの上に丸棒枕を置く。

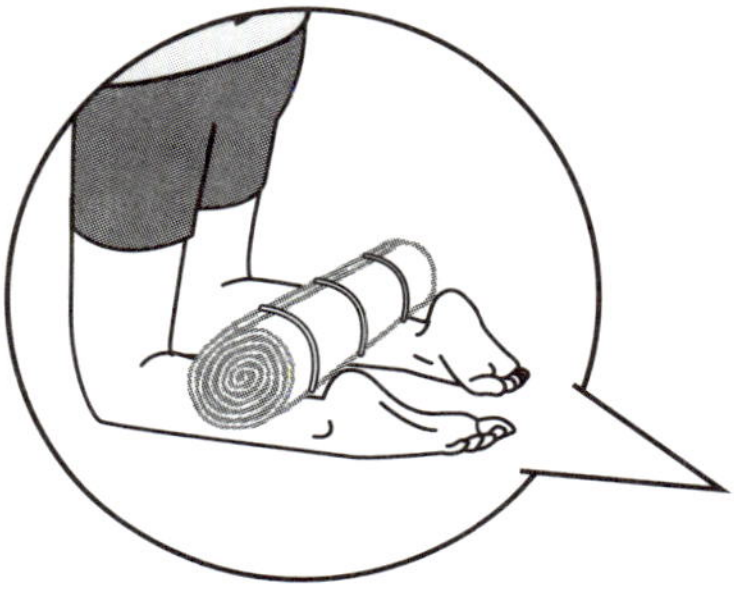

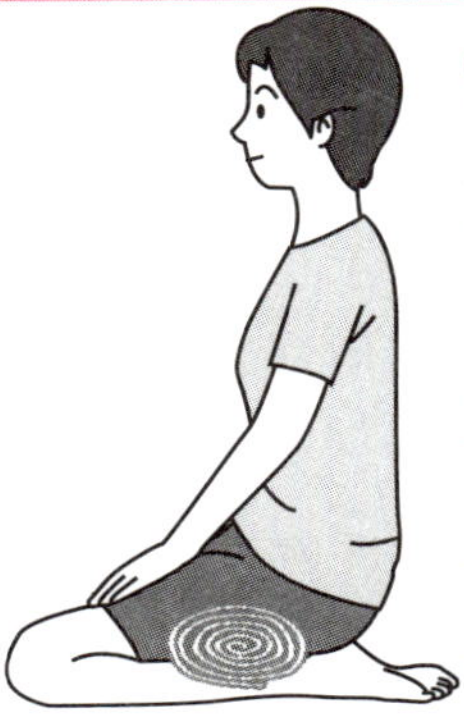

②上半身をゆっくり下ろしていき、太ももとふくらはぎの間に丸棒枕を挟んで約10分間、正座する。自分の体重がふくらはぎにかかることでほぐされるので、丸棒枕の位置を太ももやアキレス腱に移動するだけで、それぞれの箇所がほぐされる。

骨盤のストレッチ（仰向け）

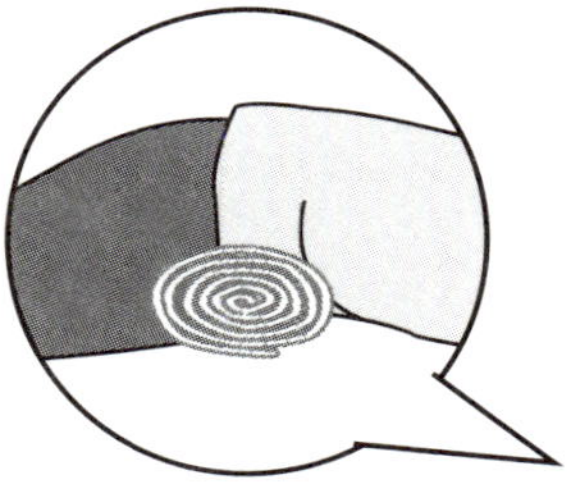

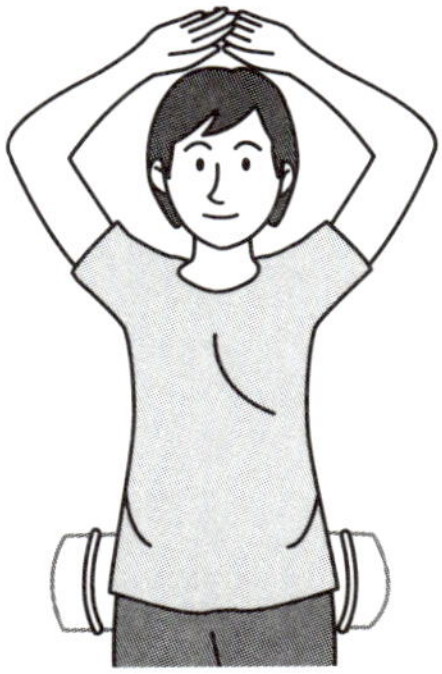

仰向けに寝て、尾骨に丸棒枕があたるようにする。

骨盤のストレッチ（うつぶせ）

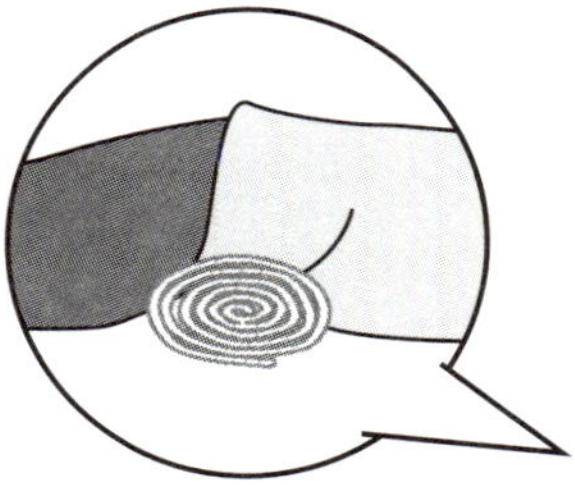

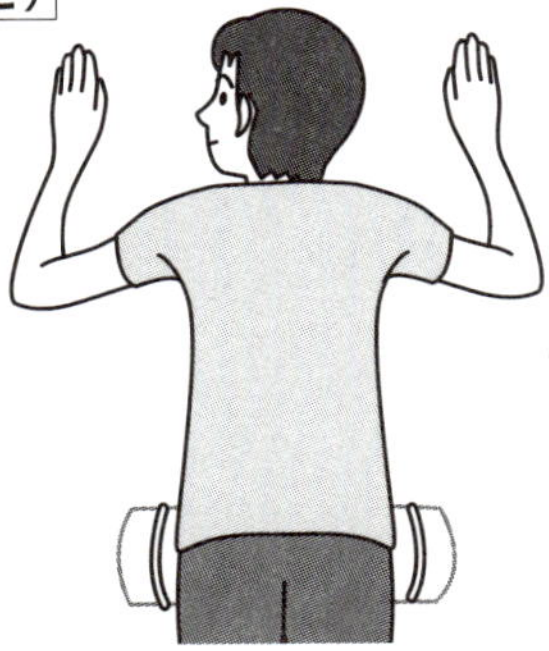

うつ伏せに寝て、脚の付け根に丸棒枕があたるようにする。

＊その他、お腹のストレッチならうつ伏せに寝ておへその下あたりに、背中のストレッチなら仰向けに寝て、肩甲骨の下のあたりに丸棒枕があたるようにするとよい。

5 「ドッグブレス呼吸法」で自律神経が正常になる

次に、呼吸による健康法をご紹介しましょう。第一章でも少し触れた**「ドッグブレス呼吸法」**です。

酸素を体内により多く取り入れることは、健康と若さを保つ上でとても大切です。「ドッグブレス呼吸法」は私が開発したオリジナルの呼吸法で、犬のように「ハッハッ」と強く、速い呼吸をすることで、より多くの酸素を取り入れることができます。

酸素をしっかり吸入すると全身の血流が促され、自律神経の働きを助けて体内の各器官や内臓の働きを正常化してくれます。

ドッグブレス呼吸法のやり方を伝えると、多くの人は最初、「ゆっくり大きく吸って吐く腹式呼吸のほうがいいのではないか?」と言います。

しかし、私に「だまされたと思ってやってみてください」といわれ一度試してみると、驚くほどの効果があるのでビックリされます。酸素を体内に多く取り入れて全身に行き渡らせることがどれほどよいことかということを、身をもって感じられるのです。

遭難した人が助けられたり、事故や急病で病院に担ぎ込まれたりすると、必ず酸素吸入をされますが、これは酸素を送り込んで基礎代謝量を高めて、脳や各器官、臓器の活性化を図っているのです。酸素は、それだけ人間に必要なものだということ。この「ドッグブレス呼吸法」は、いわば肺を鍛えながら自分で行なう「自己酸素吸入法」なのです。

私はこの「ドッグブレス呼吸法」を、毎日朝と寝る前の二回、五百〜千回程行なって五十年近くになりますが、その間、風邪もほとんど引かず、身体の不調もなく、ピンピンして生活しています。これが若く見える秘訣のひとつであることは間違いありません。

ドッグブレス呼吸法は、口元に力を入れて「フッフッ」と強く速く呼吸を行なう簡単な呼吸法で、誰でもすぐに始められます。

ポイントは、**口元を引き締めながら行なう**こと。ちょうど、風船を膨《ふく》らますとき、息を強く吹き込んで、顔が赤くなる要領です。呼吸は、鼻からではなく口で行ないます。

ドッグブレス呼吸法

口の形は口笛を吹くような形をイメージ。

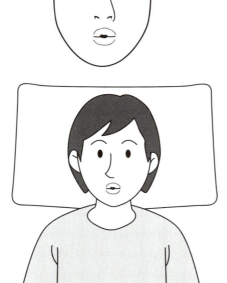

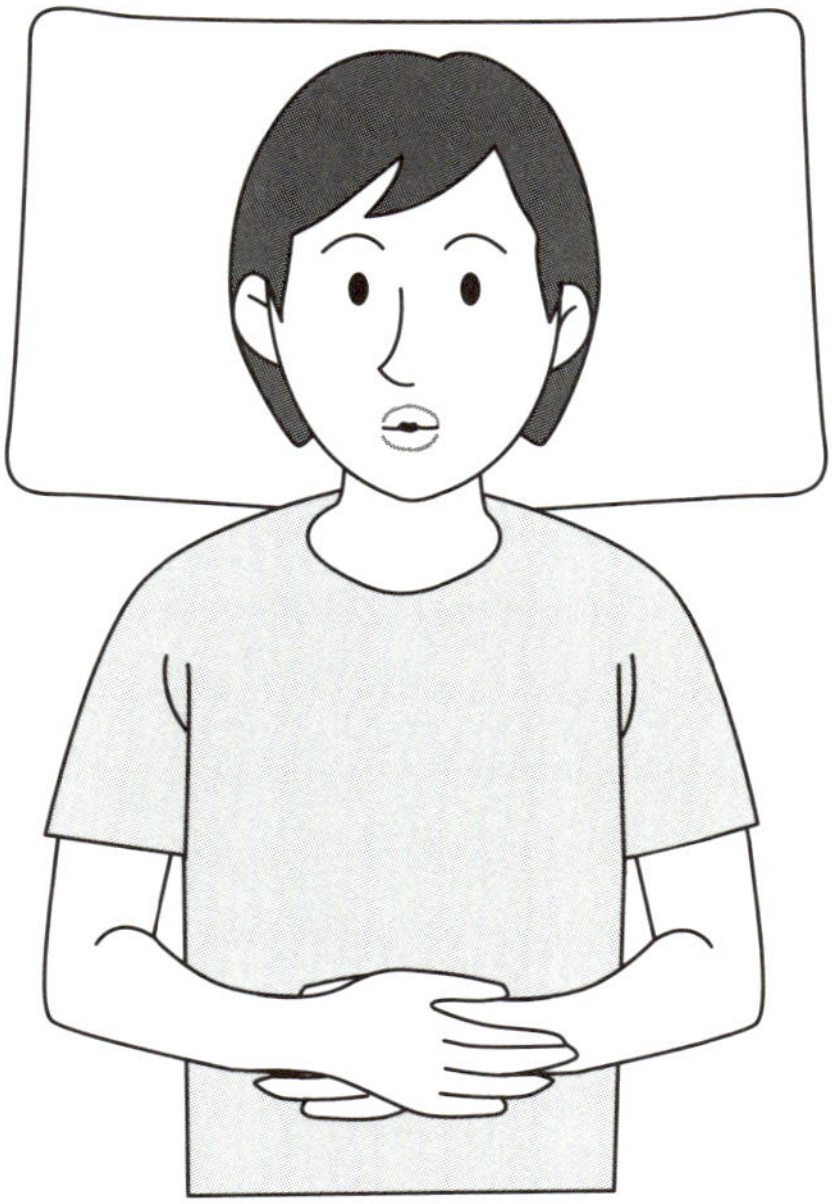

右手を上にしてお腹の上に置き、呼吸のリズムを手の上下の動きで感じるようにする。

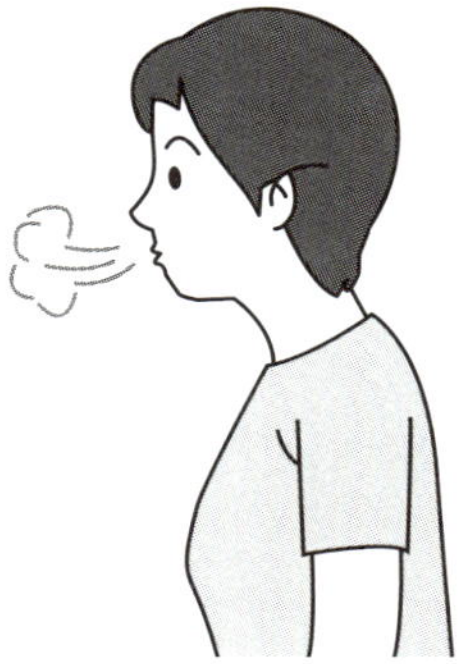

①口をすぼめ、まず口から息を力強く吐く。

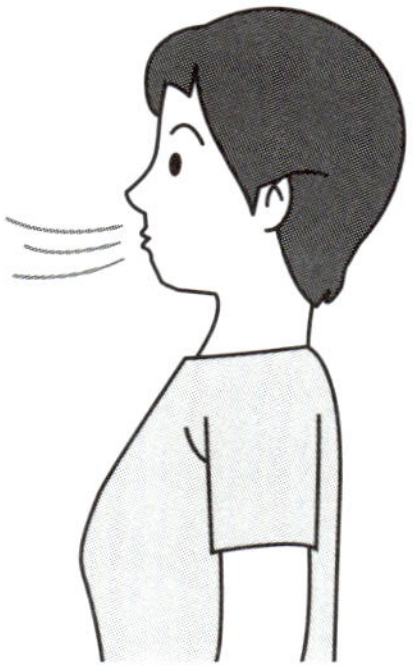

②息を吐ききったら、次に力強くしっかりと吸う。これを速く繰り返す。1分間で100回くらいを目安に始めて、徐々に回数を増やしていく。

☆ポイント：数をかぞえながら行なうのが効果的。

※ドックブレス呼吸法のやり方は、笠原先生の公式サイト（167ページ参照）にて、動画で見ることができます。

まずは就寝前や朝目覚めたときに、いずれも布団の中で仰向けになって三百～五百回行なってください。

そして、呼吸するときは必ず数を数えながら行なうようにしてください。数を数えると脳への酸素の供給量が多くなり、より自律神経が安定するからです。さらにボケ予防にも効果があります。

三百回は大変だという方は、百回くらいから始めて、徐々に増やしていきましょう。うまくできるようになってきたら、歩きながらなどでも、思い出したらその都度、数分続けるようにすると効果的です。

なお、不眠や頭痛、肩こりのある人、身体がだるいときや風邪を引いたときなどには、仰向けになって通常より多めに（五百回くらい）行なうことをおすすめします。すると、その直後から急に脳と身体がリラックス状態になり、眠くなったり、気分がすっきりしたりしてきます。

中にはその瞬間がわかる人もいます。また、風邪の予防にも最適です。

さらに、ドッグブレス呼吸法をやりながら本書で紹介しているストレッチなどを行なうと、筋肉に酸素がまわり、より効果的です。

6 「ドッグブレス呼吸法」の効果を高める方法

ドッグブレス呼吸法の効果をより高める方法に、**足を上げて行なう**というやり方があります。

血液やリンパ液は重力により下半身に溜まりやすく、それがうっ血やむくみの原因になるのですが、足の位置を心臓の三倍くらいの高さ（脚と床の角度が約四十五度になるくらい）に上げると、下半身に溜まった血液やリンパ液がスムーズに循環するようになります。ベッドのふちや折りたたんだ布団、あるいは適当な台の上に足を乗せて、二十〜三十分間その状態を保ちます。このときひざを伸ばしてしまうと負担がかかるので、少し曲げ気味に。

また足の上げ方が低いと、血行促進にならないので注意してください。

「ドッグブレス呼吸法」は自律神経失調状態の改善に大いに役立つので、三か月くらいは

ドッグブレス呼吸法の効果アップ法

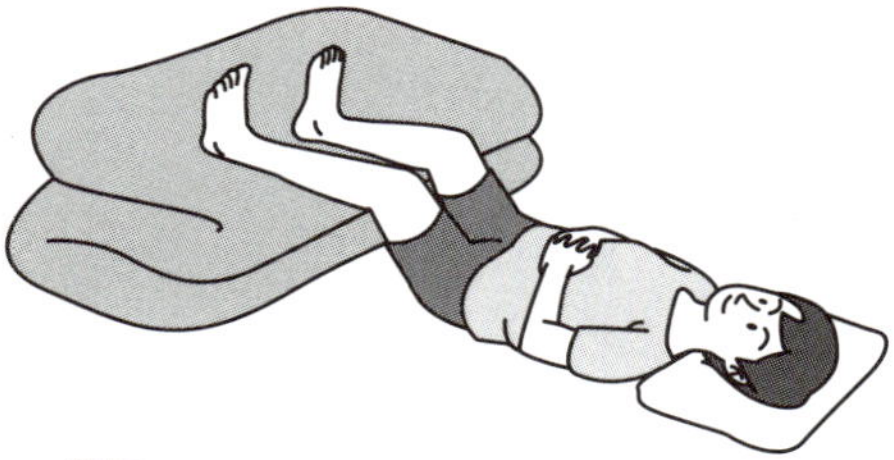

足と床の角度が45度くらいになるように上げると、ちょうど心臓の3倍くらいの高さになり、血流がよくなりリラックスできる。

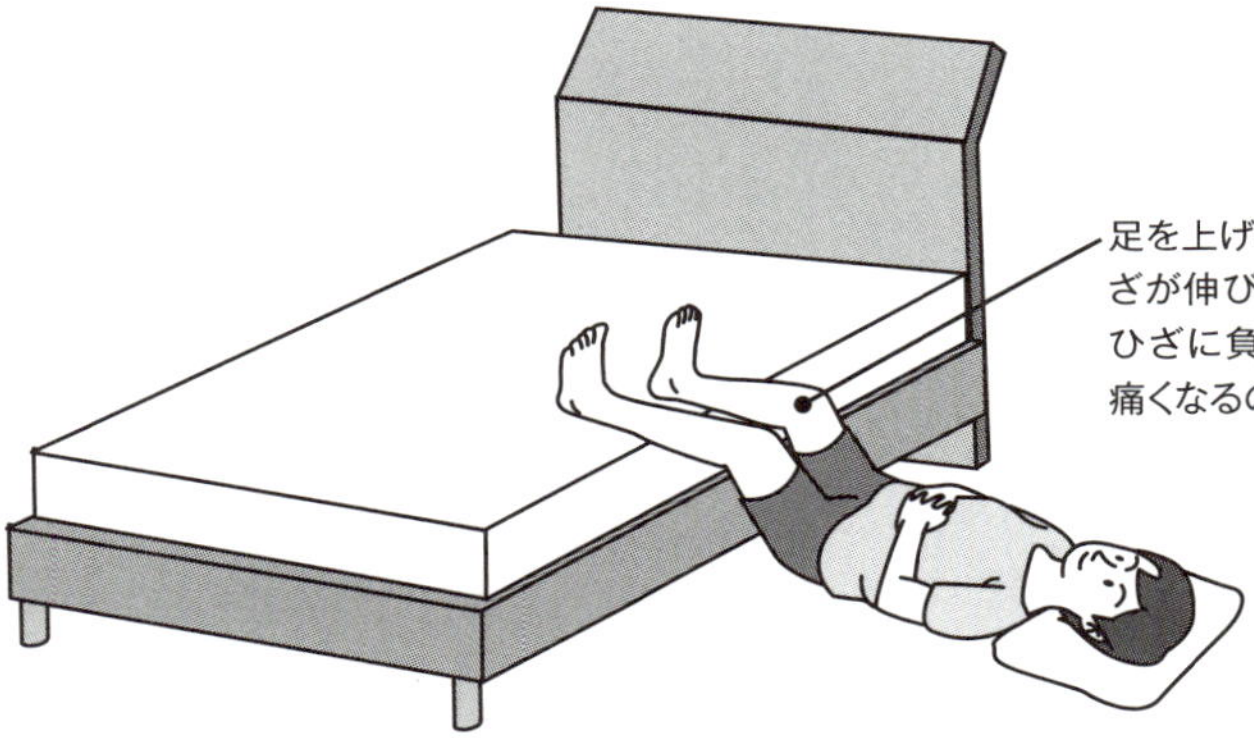

足を上げるときに、ひざが伸びてしまうと、ひざに負担がかかり痛くなるので注意!

続けて、その効果を実感してみてください。そして、半年くらい続けていると、肺の筋肉が鍛えられて、継続して五百回くらいできるようになります。そうなると、体調も自然とコントロールできるようになっているはずです。

7 「ドッグブレス呼吸法」で快眠を手に入れる

実はドッグブレス呼吸法は、深く心地よい眠りにも導いてくれます。

本来、心地よい眠りにつくには、身体全体がリラックス状態になるように、脳に酸素を十分に行き渡らせることが大切です。

ところが、昼間の緊張モードが続いていると、交感神経の働きが活発なままで呼吸も浅く、末梢神経まで血液が流れにくくなっています。脳や身体が酸欠状態になっているので、寝苦しく、寝つきも悪くなり、良質な睡眠がとれません。また、首に異常がある人も、交感神経が優位になっているので、なかなか眠くなりません。

ぐっすり眠れるということは、自律神経のバランスが整っている状態で、特に「副交感神経」が十分に機能している証拠です。

この「副交感神経」のスイッチを入れるには、速い呼吸法で酸素を体内に取り入れることが効果的です。「ドッグブレス呼吸法」で酸素を大量に取り込んであげれば、**安眠に大切な副交感神経が優位になってリラックスモードに切り替わります**。血管が拡張して呼吸が遅くなり、脈拍数が少なくなって質のよい睡眠がとれることになります。

また、自律神経のバランスが整っていると、脳からのホルモンが瞬時に調整されて、身体の器官や内臓機能が安定して、快眠に導くとともに健康と若さを保つことにつながります。

8

血行促進ストレッチ＆眉間のしわ取り

日々の生活や勤務時間中などに、「あ〜、疲れた」と、少しリフレッシュしたくなるときがあるでしょう。そんなときに私が行なっているリフレッシュ法をお教えしましょう。「正座後方ストレッチ」というものです。

正座をして背筋をまっすぐに伸ばして、そのまま後ろに仰向けになるようにゆっくりと上半身を倒していきます（97ページ参照）。

背筋が伸びるのと同時に、太ももの筋肉もほぐれて、下半身のストレッチになります。太ももの血行がよくなり、代謝機能が活性化します。特に長時間椅子に座って仕事をする人には効果的なストレッチです。

もうひとつ、簡単なストレッチをご紹介しましょう。
椅子の側にまっすぐに立って、足の下に丸めたタオルなどを入れて足先を反らせ、そのままお辞儀をするようにして上半身を曲げていく**「前屈ストレッチ」**です。こちらも下半身の血行がよくなってリフレッシュにつながります。

行なう際には、椅子の背もたれに手をついたまま、足先が背屈するようにタオルなどで高さをつくり、上半身を曲げていくようにしましょう。バランスが取れて安心して行なえます。

また長時間の仕事でよどんだ思考をスッキリさせるには、**額や眉間のマッサージが効果的**です。緊張がほぐれてホルモンのバランスがよくなるのです。脳下垂体《のうかすいたい》や視床下部《ししょうかぶ》の働きがよくなり、アンチエイジングにも効果大です。

リフレッシュできるストレッチ＆マッサージ

正座後方ストレッチ

②そのまま上半身をゆっくり後ろに倒していく。

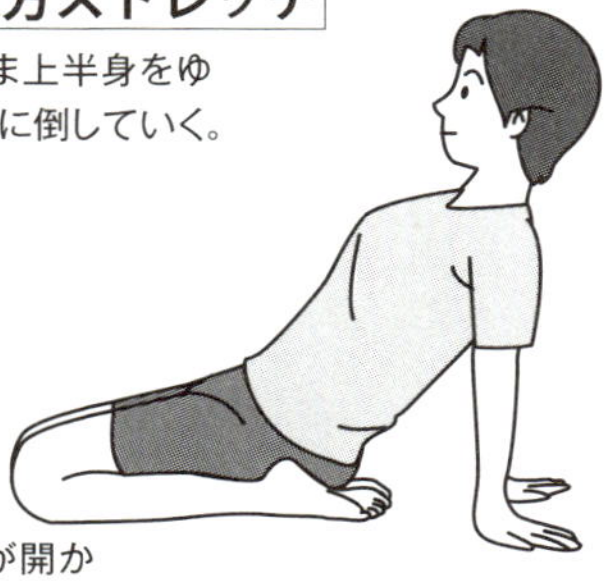

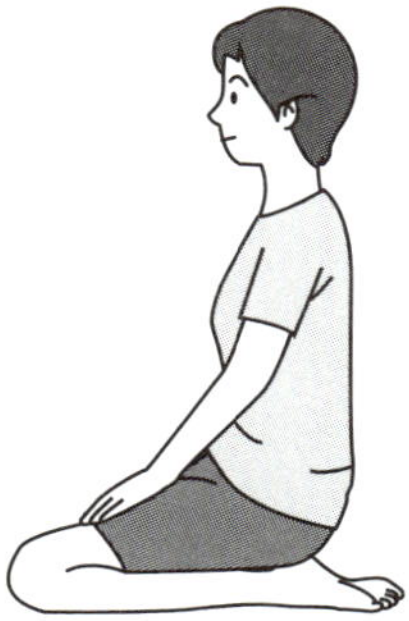

①両足を揃えて正座し、背筋をまっすぐに伸ばす。

＊両ひざが開かないように太ももをしっかりとつける。両ひざが開くとストレッチ効果が半減するので注意。

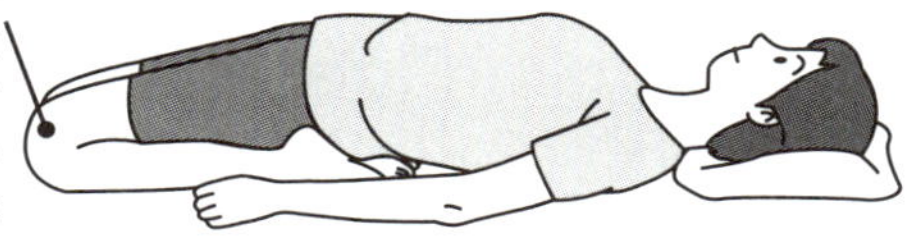

③床に背中をつけたまま仰向けの状態で2〜3分ほどキープ。

前屈ストレッチ

椅子の横に立って背もたれを持ち、足の指先を背屈させたまま上半身を前に曲げていく。

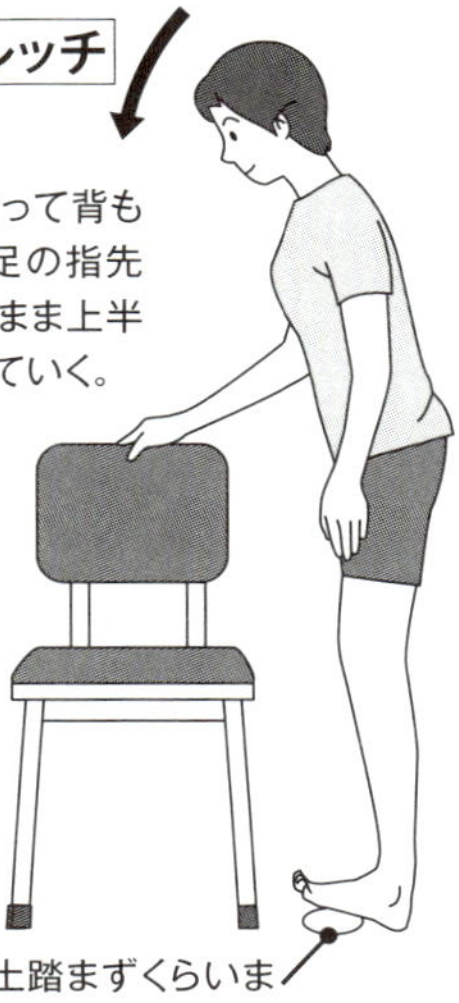

タオルなどを土踏まずくらいまで深く入れると指先が上がる。

頭部マッサージ

頭頂部

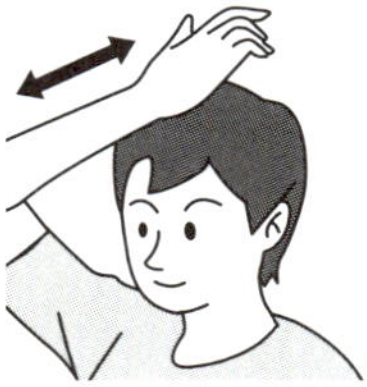

頭頂部を、手で前後に揉みほぐす。手の位置を少しずつずらしながら、ときどき力を入れて頭全体を揉みほぐす。

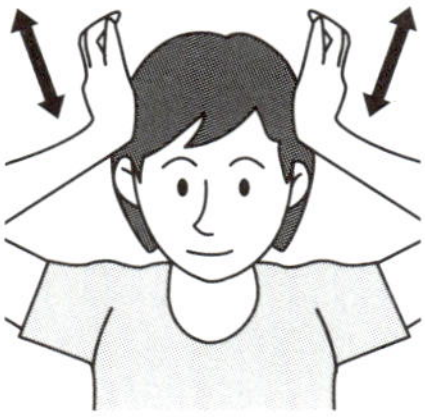

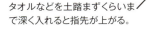

側頭部

左右の側頭部に沿って、前後に揉みほぐしていく。特に右側がズレやすいので、入念に行なう。

9

若さを保つには常に「プラス志向」であれ

ここでもうひとつ、若さを保つためにとても大切な、メンタル（精神）面のケアについてもご紹介しましょう。

現代社会では、ビジネスにおいてはもちろんですが、プライベートでもさまざまなストレスが溜まります。心身ともに疲弊《ひへい》し、それを放置していたら、体調を崩す一因にもなりかねません。

そんなときのメンタルの持ち方として、私は**どんなときもプラスに、前向きに考える**ようにしています。

人間、生きていると嫌なこと、辛いこと、悲しいこと、腹の立つこと、迷うこと、やりきれないことなど、いろいろな現実に突き当たります。それに一喜《いっき》一憂《いちゆう》していたら、心身ともにもちません。

私は窮地《きゅうち》に立ってもプラス志向、戸惑ってもプラス志向、どんなときでも「超」がつくほどプラス志向を貫き通しています。

苦境の限界に陥ったとき、「神様から、これから幸せになるための試験をさせてもらっているのだから落ちるわけにはいかない。どんな苦境にも必ず意味がある。だから落ち込むわけにはいかない」と思うようにしています。

そうすると、不思議に運も味方してくれるようになります。

オフィスでも、少しの時間でよいので、瞑想する時間を作ると、マイナスからプラスへの発想の転換ができます。目をつぶって数分間、何か楽しいことやうれしいことが起こると思い描けばよいのです。その際、少し行儀が悪いかもしれませんが、**足を椅子や机の上に乗せて、下半身の血行をよくする**と効果がアップします。

このように何事もプラスの発想から始まるので、この思考を習慣づけることが大切です。いま思えば、メンタル的にはこの「超プラス志向」がアンチエイジングの原点になっていると感じています。

10

「薄着」「海水」「筋力」で若さを保つ

ここからは、私の経験に基づいた、若さを保つ秘訣をご紹介していきます。効果は、私自身によって実証済みのものばかりですので、ぜひチャレンジしてみてください。

私は若い頃から海が好きで、現在でも休日は海に出て日光浴をしたり、ダイビングを楽しんだりしています。

そして、海では薄着で日焼け止めも塗らず、「海水と親しむ」というのをモットーに過ごしているのです。

よくよく考えてみると、この**「薄着」**と**「海水（ミネラル）」**、マリンスポーツを行なう**「筋力」**が、若さの秘訣として思い当たるのです。

私は七十歳までは真冬でも薄着で、上には二枚しか着用せず、昼間は暖房も控えていました。薄着でいると寒さに対する防御反応が起きて、免疫力がアップするからです。外からの刺激で細胞が活性化するので、風邪も引きにくくなります。

よく「サーファーは風邪を引かない」といわれますが、普段でもTシャツ姿の彼らが、よい例だといえるでしょう。

また、今でもウェットスーツ一枚で冬の海に入りますが、出たとき裸になって着替えます。このときも気合いを入れることで身体が鍛えられます。また少しぐらいの雨なども気にならなくなります。

さらに、薄着には、

・血行を促し、新陳代謝を促進させる
・肌を刺激して細胞を活性化させるので美容と健康によい

という効果も期待できます。

もちろん、服を脱げばすぐに血行がよくなるというわけではありません。薄着でいることで、身体が血行をよくするための「準備」に入るのです。

寒いときに厚着をすると確かに身体は温まりますが、それに加えて、自律神経によって体温調節機能が働き、血管が収縮や拡張を繰り返すことで、寒いときは体温を上げ、暑いときには汗をかいて体温を下げようと、無意識のうちに脳は身体に命令を伝達しています。

自律神経が自力で身体の調節をする機能を鍛え上げると、自然に血液の循環をよくしてくれるので身体の機能が活発になり、体液が巡って代謝を促進させることにもつながります。そして、この自律神経も筋肉と同じで、使わなければ退化して、働きが悪くなってしまいます。

また、適度な薄着でいることで身体の健康が保たれると、美容にもてきめんに好影響が出てきます。

汗をかくことは代謝機能が働いているということなので、薄着でも厚着でも代謝の向上効果はありますが、やはり自発的な体温上昇による代謝機能の促進を図るほうがよい方法といえるでしょう。

自律神経が鍛えられて新陳代謝がしっかりと行なわれると、体内の老廃物や毒素が排出されやすくなり、肌のハリや潤いが保たれ、若々しさも維持できるのです。

薄着のメリット

体温を調整する機能が鍛えられ、血行促進と代謝機能がアップ。

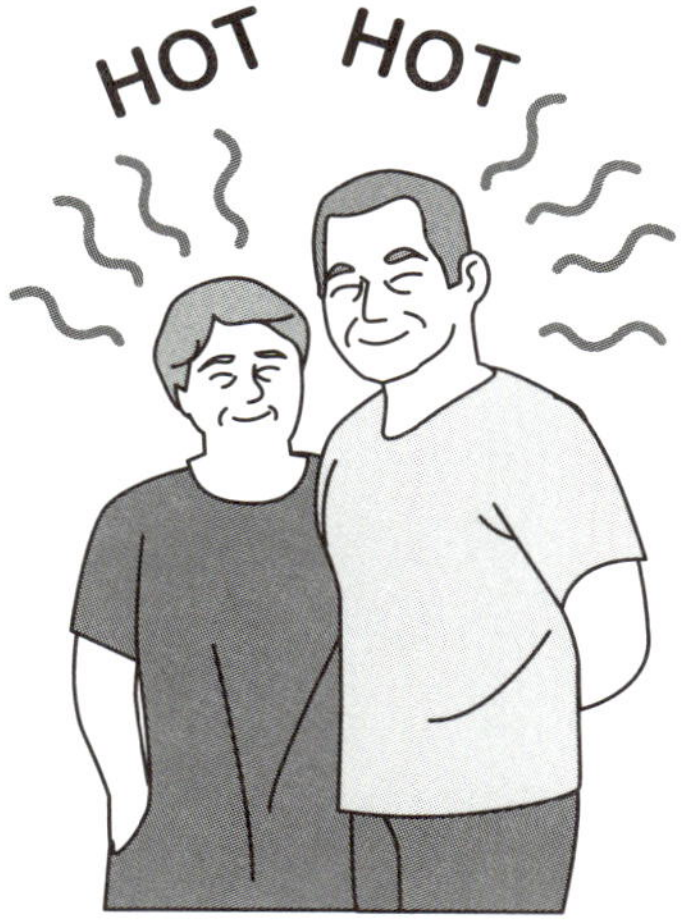

自発的な体温上昇による代謝機能の促進により、体内の老廃物や毒素が排出されやすくなるため、美容と健康に効果的。

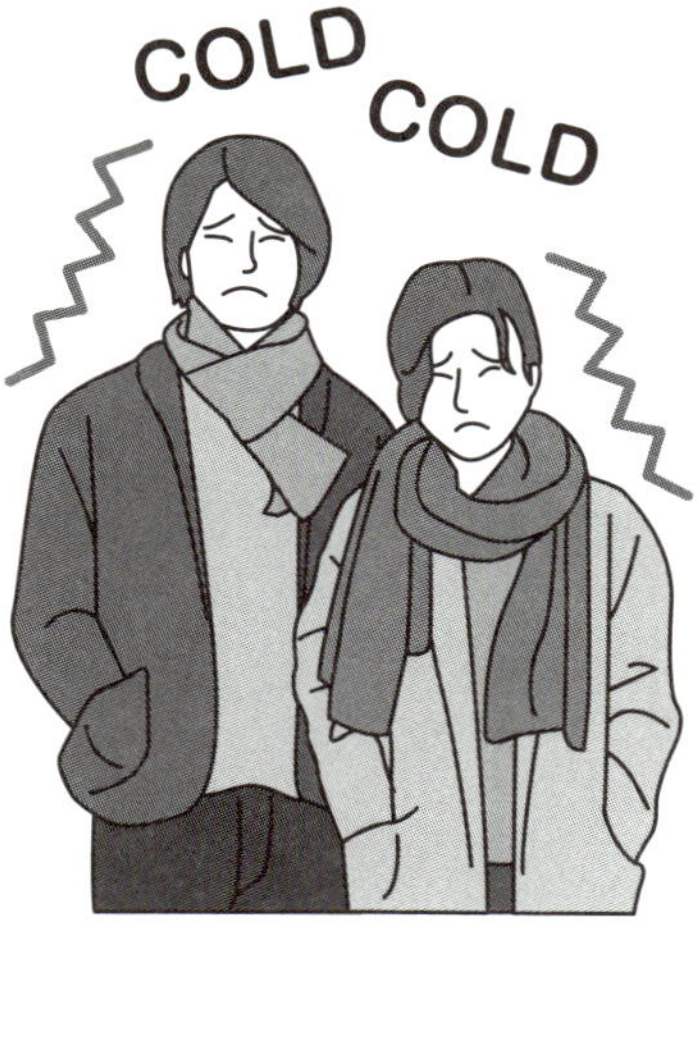

11 ミネラルを豊富に摂取すれば自己免疫力がアップする

薄着の次に、若さの秘訣といえるのが「海水（ミネラル）」の摂取です。

実は、私たちの体内と同じミネラルバランスを備えているのは、海水しかありません。これは、海水が胎児の羊水に似ているからだともいわれています。

もともと人間は海を起源としていますが、いまなおその強い影響下にあります。よく「海洋深層水」が通販で人気を博していますが、その理由は、海水には約六十種類の微量元素が溶け込んでおり、人間はそのすべての成分を必要としているからです。

ミネラルバランスが乱れると、免疫力が低下して病気にもかかりやすくなります。

つまり人間の起源とされる海水（ミネラル）は、自然界の最も重要な成分のひとつだったのです。

私は若い頃から海水浴やダイビングで海に親しんできたので、自然に身体全体から海水のミネラル分を摂取していたことになります。

また、海に潜ることによって、水圧で筋肉や内臓が鍛えられているように感じています。その証拠に、海に潜った翌日は調子がよく、本当はいけないのですが、二日酔い気味で海に潜っても、少し経てばすっかり気分がよくなることがあります。

もちろん、皆さんにも海に潜れといっているわけではありません。近くに海がない人や泳ぎが得意でない人は、**プールなどで水中ウォーキング**をするだけでもよいのです。

水中では重力が軽減されて地面からの衝撃も少なくなるので、ひざや腰の痛みが気になる方でも安心してスムーズに歩けます。

同時に、水圧による適度な押圧がマッサージ効果につながり、筋力や内臓にもよい影響をもたらします。

そして、ミネラルの摂取におすすめしたいのが、**有機野菜**です。

私は若い頃から自然に囲まれて育ったので、自家栽培の野菜中心の生活でした。それも無農薬でしたので、いまでいうところの〝健康食品〟を毎日摂取していたことになります。何しろ肉を食べるようになったのは六十歳を越えた頃なので、それまではほぼ〝ベジタリアン〟といってもよいほどの食生活を送ってきました。

ただ、いまの人がそのような生活をまねることは無理なので、自分のできる範囲で、なるべくよいものを腹八分目、食べるようにしましょう。もちろん、身体が肉を欲していると感じれば、肉を食べてもかまいません。

栄養素を補うのは、**サプリメント**でもよいのですが、現在六千種も販売されているといわれ、ピンからキリまであるので、良質なものを選んでください。

海水浴

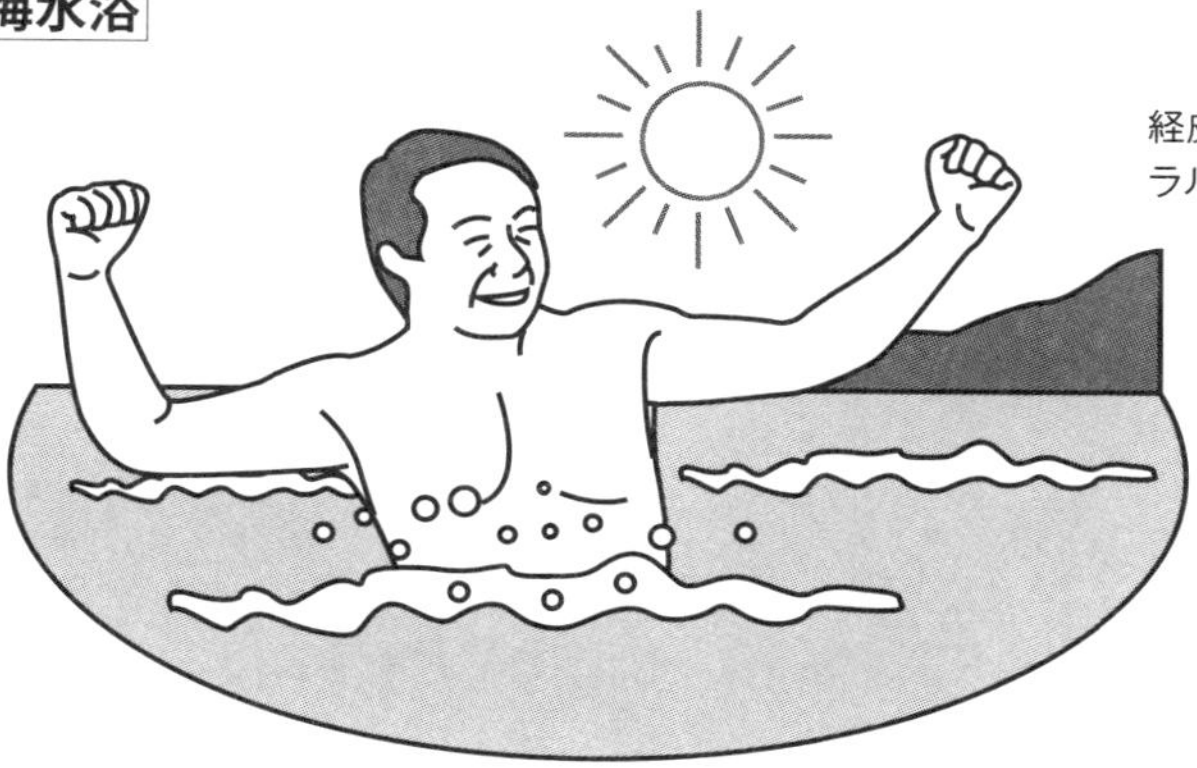

経皮的に海水中のミネラルを摂取。

プールで水中ウォーキング

浮力によって地面からの衝撃が軽減される上に、水面下では水圧でマッサージ効果もあり、気持ちよく歩くことができる。

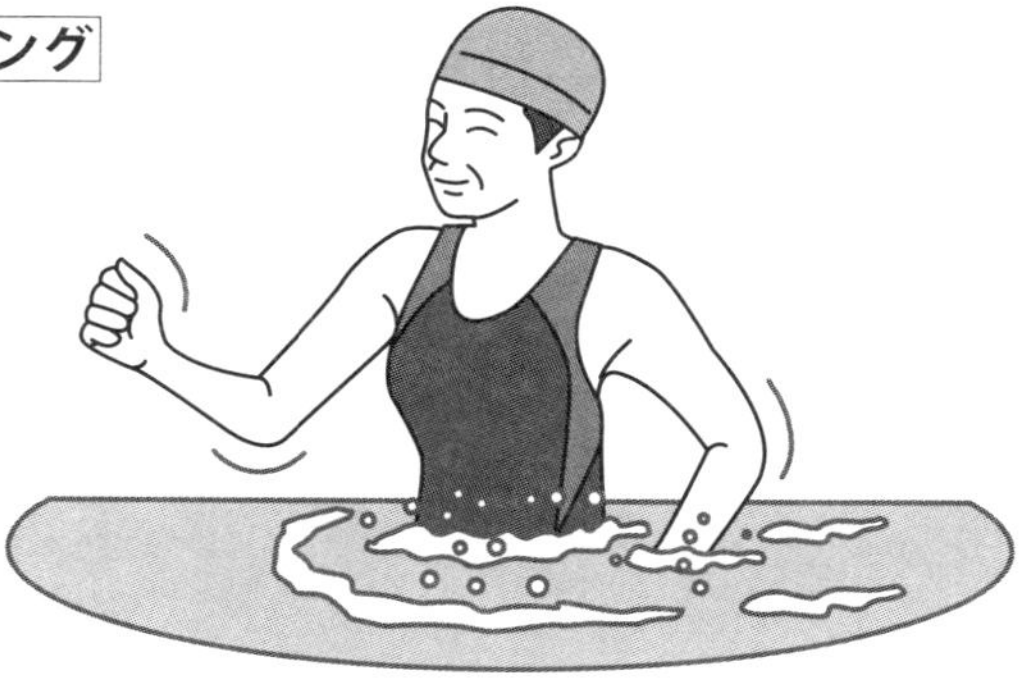

有機野菜＆サプリメント

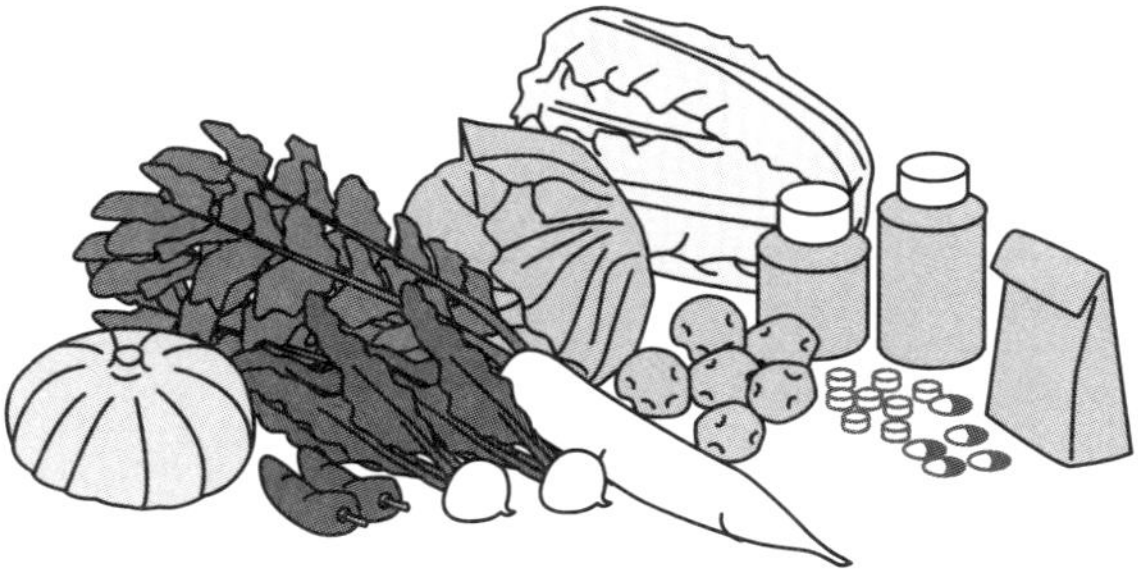

ミネラルは体内でつくり出すことができないので、食品やサプリメントで補う。情報を集めてなるべく質のよいものを選ぶこと。

12

筋力アップでなく筋力の維持を目指す

最後に「**筋力**」の話をしておきましょう。

筋力の低下は老化現象のひとつといわれていますが、筋肉量の減少は三十代から始まっています。年齢を追って減少していきますが、四十代から顕著になり、八十代には筋力が三十パーセントも減少してしまいます。

老化による筋肉の減少は、握力や歩行機能の低下を招きます。特に身体機能の悪化が顕著な状態を「**サルコペニア**」と呼んでいます。

この「サルコペニア」の状態に陥ると日常生活に支障をきたし、場合によっては転倒による骨折や心筋梗塞《こうそく》、脳梗塞につながる恐れがあります。

日頃から歩かない、身体を動かすことがほとんどないという人は要注意です。

特に下半身は身体の土台ですから、筋力を保っておかないと、寝たきり老人になったり、介護が必要になったりする可能性が高いのです。

とはいえ、なにもこれから筋トレをして筋肉隆々になろうということではありません。目的はアンチエイジングですから、無理なく自分に合ったトレーニングを取り入れればよいのです。

たとえば、**軽めの一キログラムのダンベルを両手に持ってスクワットをする**と、足腰が鍛えられて、一生立って歩ける自信がつきます。

さらに歩行時においては、蹴り出す際にかかとを持ち上げるように意識すると、軽い筋トレ効果があり有効です。**つま先立ちをイメージして歩く**というのに近いかもしれません。

また筋トレの直後には、アンチエイジングに効果的な成長ホルモンが分泌されることがわかっています。人間の筋肉の七割は下半身にあるので、ウォーキングやジョギングは足腰を強化しながら、成長ホルモンも分泌されて効果が大きいのです。

ここまでいろいろ方法を紹介してきましたが、すべてのことが私の健康と若さにつながっていると感じています。人には個人差があるので、無理せずできることから始めていただくのがよいでしょう。

ダンベルスクワット

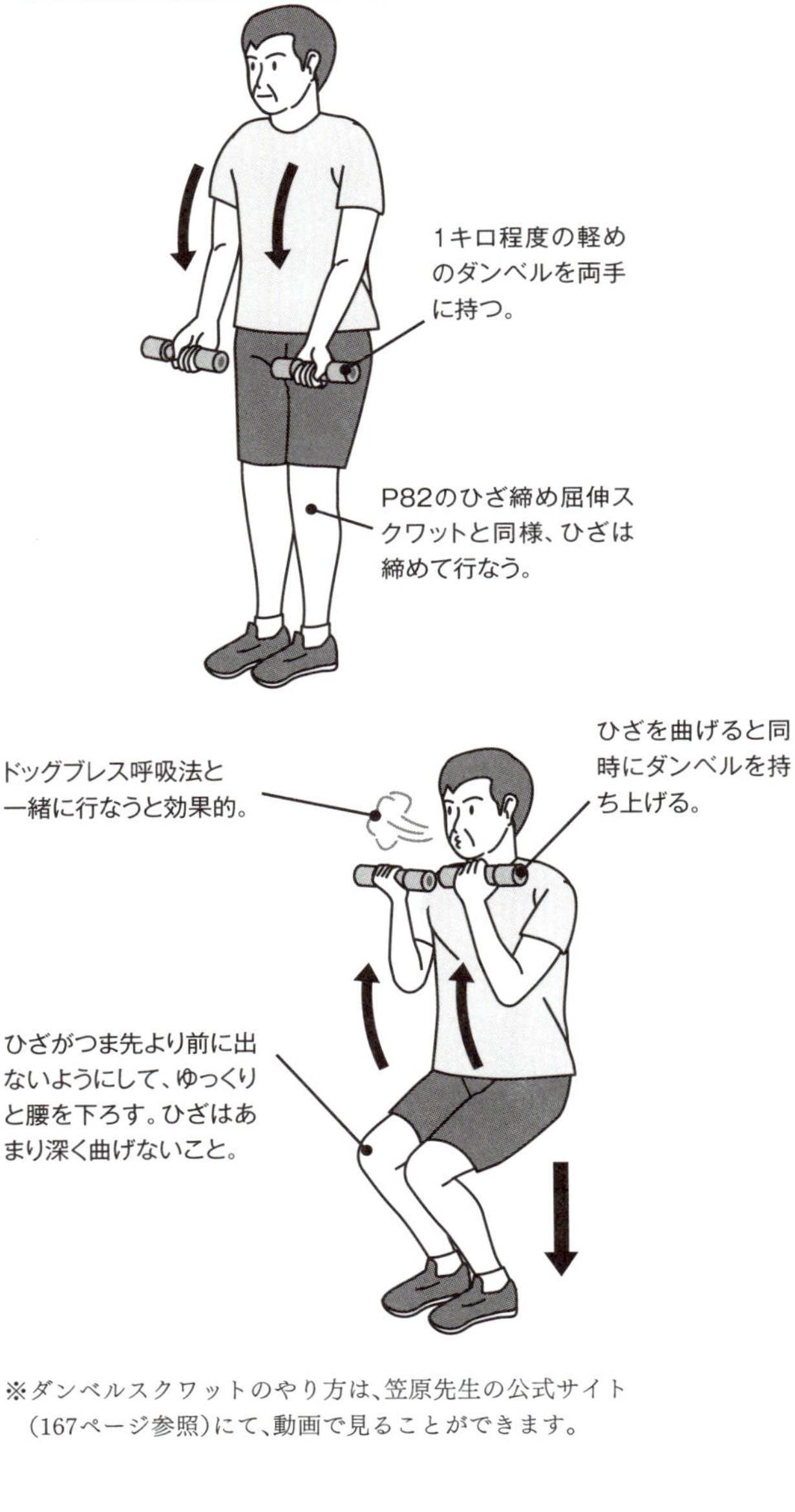
1キロ程度の軽めのダンベルを両手に持つ。

P82のひざ締め屈伸スクワットと同様、ひざは締めて行なう。

ひざを曲げると同時にダンベルを持ち上げる。

ドッグブレス呼吸法と一緒に行なうと効果的。

ひざがつま先より前に出ないようにして、ゆっくりと腰を下ろす。ひざはあまり深く曲げないこと。

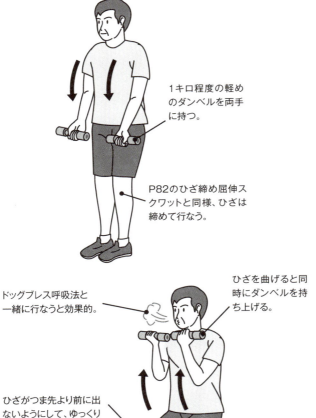

※ダンベルスクワットのやり方は、笠原先生の公式サイト（167ページ参照）にて、動画で見ることができます。

第四章

若さを保つ鍵
〝自然治癒力〟を
高める

“若さを保つ”＝“自然治癒力を高めること”

第三章では、健康と若さを保つための具体的な方法について紹介してきましたが、この章ではもう少し根本的なメカニズムや理論について解説していきましょう。

私が若さの源《みなもと》である「健康」を保つために意識していることがあるとすれば、いつも“**自然治癒力**”を高めようとしていることです。

「自然治癒力」という言葉は、皆さんも一度は耳にしたことがあると思いますが、人間や動物などが生まれながらにして持っている、ケガや病気を治す力・機能のことで、「自己治癒力」とも呼ばれます。

古代ギリシャ時代の賢人で、「医学の父」と呼ばれるヒポクラテスは、

「人間は、自ら治す力を持っている。真の医療とは、自然治癒力を発揮させることであり、

医術者はこの自然治癒力を十分に発揮させる条件を整えるだけである」
という名言を残しています。

ヒポクラテスの時代というと紀元前四百年頃ですが、つまり今から二千四百年余り前から、人間の持つ偉大な力として自然治癒力は認識されていたのです。最先端の技術を誇る現代医学も、結局はこの力の上に成り立っているといえます。

自然治癒力の機能の中には、**「自己再生機能」**と**「自己防衛機能」**があります。

「自己再生機能」とは、身体が外傷などを負ったときに、傷を治す機能のこと。一方の「自己防衛機能」とは、生体の外部から侵入してくるウイルスや細菌から防御する機能のこと、つまり**「免疫力」**のことです。

この二つの機能は別々のものではなくて、連携して機能しています。

たとえば、転んでひざに擦《す》り傷を負ったときには、人間の身体は侵入してくる細菌やウイルスと戦いながら皮膚を再生しているので、「自己防衛機能」と「自己再生機能」が同時に働いているということになります。

人間には人体に必要な物質をつくり出す機能が備わっている

このような機能と同時に、人間の身体は自然治癒に必要なさまざまな物質を体内でも分泌していることが、最近になって発見されました。

つまり、病気やケガの際に、病院で処方される薬と同じような働きを持った物質が、もともと体内で自然に分泌されていたのです。

たとえば、狭心症の薬として有名なニトログリセリンは人工的につくられていますが、最近、人間の血管の内側からそれに似た構造の物質、〝体内ニトロ〟とでもいうべき一酸化窒素が分泌されており、強力に血管を拡げる作用を担っていることがわかってきました。

もちろん、だからといってどんな症状も、何もせずに放っておけばよいというわけではありません。自然治癒力を最大限に発揮させて、病気を治すためには、本人が絶対にしなければならないことがあります。

それは十分な〝休養〟をとるということです。ただし、「休養」といってもただじっとしているだけでなく、体を重力とのバランスで整え適度に肉体を動かしながら血行を促進させ、酸素や栄養素を全身の細胞に送ってあげるための環境を整える必要があります。

また、不足している栄養素は補い、反対に取りすぎている成分は控えるようにすることも大切です。

POINT

- □自然治癒力とは人間や動物が生まれつき持っている、ケガや病気を治す力・機能。
- □自然治癒力の機能の中には「自己再生機能」と「自己防衛機能」がある。
- □自然治癒に必要なさまざまな物質は体内でも分泌されている。
- □自然治癒力を最大限に発揮させるには「バランス」「血行」「休養」が必要。

自然治癒力には「バランス」「免震と血行」「休養と栄養」が必須

たとえば、足を骨折して変形が残ったとしましょう。その場合、患部の環境を整える意味でギプス等を用いて「固定」し休養（安静）を保っていると、出っ張った骨は自然に吸収され、また足りないところには、自然にそれを補う新しい骨が出てきて最終的に正常な形に修復されます。これを医学的には、「過剰仮骨《かじょうかこつ》の吸収と付加骨《ふかこつ》の添加」と言っています。

つまり、自然治癒力が発揮されたということです。

自然治癒力は、正しい歩行や運動によって肉体的にも精神的にも整えられ、そして適切な栄養素を摂取することで、最大限に発揮される環境が形成されます。

さらに、「休養（安静）」を加えることで、自然治癒力が最大限に発揮させるのですが、その際にポイントとなるのが**「足裏と全身のバランス」**、それに**「免震と血行」**です。

「バランス」とは、前述した重力（G）とのバランス**「Gバランス」**のことです。つまり、人間の土台である「足裏から患部や全身を重力とのバランスで整え、自然治癒力を発揮させる」ということです。

外反母趾や浮き指、扁平足で足裏が不安定になると、それを補うため上部にゆがみやズレが起こってしまいます。そして、不安定な足裏のままでは、仮に上部のバランスを整体やカイロプラクティック等で回復させても、一日でゆがみが元に戻ってしまいます。しかし、人間の土台となる足裏のバランスを整えておけば、効果が継続して発揮されるようになります。

次に「免震と血行」ですが、これは「患部や全身に繰り返される地面からの過剰な衝撃とねじれの負担を軽減（免震）し、さらに血行促進行為で自然治癒力を発揮させる」ということです。これについてはいうまでもなく、血の巡りがよくなれば、酸素が患部に行き渡り、細胞の活動が活発化して新陳代謝も盛んになって、治癒力もアップするということです。

私は長年の治療経験から、自然治癒力を最大限に発揮させるためには、この「足裏と全身」の**構造学的バランス**と「免震と血行」の**過労学的バランス**、そして、「安静（固定や休養）と栄養」の**環境学的バランス**の三つの要素が必要不可欠であるということに気づいたのです。

「自然治癒力の三原則」で身体の不調や未病状態が解決できる

ではなぜ、「足裏と全身のバランス」「免震と血行」、そして環境条件の回復となる「安静（固定や休養）あるいは栄養」がそこまで重要なのでしょうか。

この裏づけや根拠を説明するために、ここでは少々難しくなりますが、私が長年の治療経験から生み出した**「自然治療力（治療）の三原則」**についてお話ししましょう。

この原則を理解していれば、あらゆる身体の問題に応用できるといっていいでしょう。

そしてこの「自然治癒力（治療）の三原則」は**「健康と若さを保つ三原則」**と言い換えても成り立つほど、アンチエイジングにおいては重要なことばかりなのです。

自分ではどんなに健康だと思っていても、たいていの人にはどこかしら痛みやゆがみ（ズレ）などによる不具合があるものです。この三原則は人間を「縦」「横」「高さ」という三次元で構成された「構造体」として捉え、それに「時間」と「環境」を合わせた三つの治療法を同時に行なうことで、治癒や改善につなげようという考え方です。つまり、「構造学的なアンバランス」「時間的なアンバランス」「環境学的なアンバランス」の三つを改善すれば、原因のはっきりしない慢性痛やさまざまな未病状態の治癒や改善につながるわけです。それでは、これら三つそれぞれの原則について、具体的に見ていきましょう。

原則①「患部の構造学的な調和の回復（バランス）」：足裏から全身を、重力とのバランスで整えて「構造学的ゆがみの回復」を図り、自然治癒力を発揮させる

人間を「縦×横×高さ×」からなる三次元で構成された「構造体」として捉えようという「構造医学」全般を指します。その基本的な考え方は、重力とのバランスを最も多くコントロールしている部分で、人間の土台となる「足裏」から全身を重力とのバランスで整

え、「構造学的なゆがみやズレの回復を図り、自然治癒力や若さを発揮させる」というものです。

具体的な対策としては、足裏から全身を重力とのバランスで整えることを目的とした、専用のテーピング靴下や専用サポーター、カサハラ式テーピング法で足裏のバランスを整えると共にストレッチ、整体、ヨガなどを行なうことが、それにあたります。

足裏のバランスを整えておくだけでも、自然と正しい歩行が促され、姿勢もよくなり、関節や筋肉、骨などに余分な負担がかからなくなるので、体力もつき、疲れにくい身体へと変わってきます。

原則②「患部の活性化（価値的時間）の回復（免震と血行）」：免震と血行促進で、「過労学的損傷の回復」を図り、自然治癒力を発揮させる

「縦×横×高さ×」からなる三次元の人体に「時間経過×」を加えた概念です。つまり、時間の経過にともなう過剰な〝衝撃波〟や〝ねじれ波〟に対処する「過労医学」全般を指します。

その基本的な考え方は、まず「(身体に対する)マイナス時間」となる「足裏からの過剰な衝撃波やねじれ波」を吸収無害化するための免震処置をしてから、次に「(身体に対する)プラスの時間」となる「血行促進の回復」を図り、自然治癒力を発揮させるということです。

具体的には、重力の負担を軽減させ、これ以上の変形や骨損傷を防ぐためにインソール(中敷き)で身体を守ります。足裏のバランスを整え免震処理をした上で、正しい歩行と運動を行ない血行をよくします。そのための用具として人工筋肉素材の免震インソールやクッション性の高い靴を用いますが、こうすることで、身体に対する「マイナス時間(過労時間)」を「プラス時間(価値時間)」に変えていくのです。

足裏に免震処置をすると、ウォーキングやスポーツを行なう際の関節の変形や老化、破壊の圧迫を防いで血行もよくなるので、老化を防止して若さを保てる身体に変わっていきます。血行促進にはさらに、足裏・かかと・アキレス腱・ふくらはぎのマッサージが効果的で、専用マッサージ器を使用するのもよい方法です。

原則③「患部の安静固定による環境の回復(安静(固定や休養)あるいは栄養)」:外面からは負担度より安静度を高め、内面からは「栄養」、精神的には「いやし」で、自然治癒力

を発揮させる

原則①×②に、さらに「環境条件」をかけた、肉体と精神からなる「環境医学」全般を指します。

基本的な考え方としては、「肉体と精神は日々の生活環境条件に支配されている」と捉えて、肉体的には「重力の負担度（破壊力）より安静度（治癒力）が上回るための固定や安静」を行ない、精神的にはいやし、安心感などで自然治癒力を発揮させるということです。

具体的には、患部に対して「外面」からはギプスやサポーター、包帯、コルセットなどで安静度（治癒力）を高め、「内面」からは栄養のバランスを回復するための健康食品やサプリメントを用います。また、「精神面」に対しては「いやし」や「安心感」による人生の充実感、生き甲斐、使命感に裏づけられた日々の行動をサポートします。

なお、ここで注意していただきたいのは、痛みに対してはしっかり固定し、また首の異常からくる自律神経失調状態など身体の不調や〝未病〟状態に対しては、首をサポートしておかないと、どんなに他の治療を行なってもその効果を最大限発揮することができないということです。

自然治癒力改善のための三つの要素

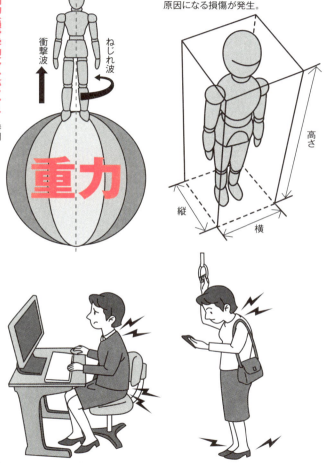

①構造的アンバランス…重力に対して、縦×横×高さ×のいずれかの構造的ゆがみが最大原因になる損傷が発生。

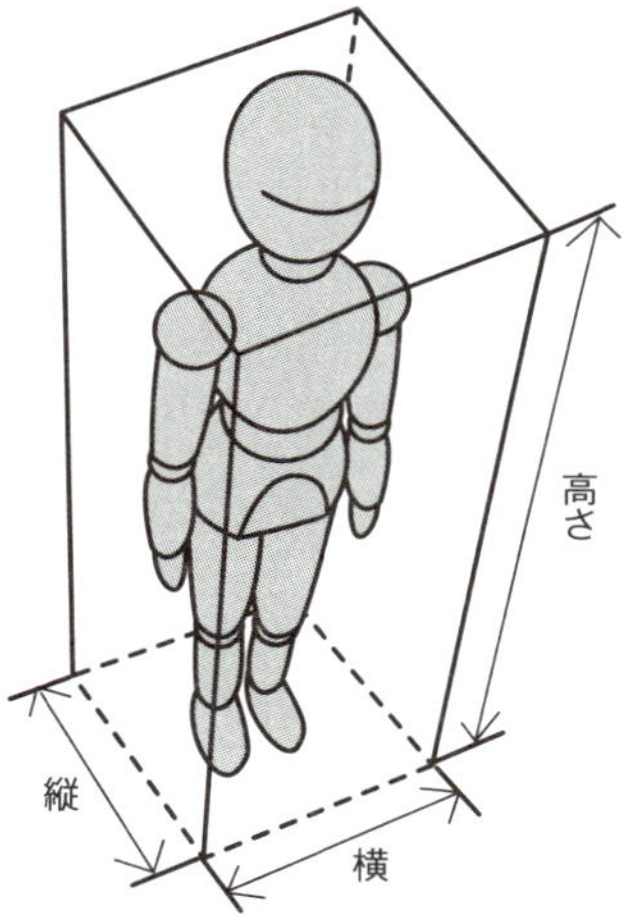

②時間的（過労学的）アンバランス…時間経過に伴う過剰な衝撃波×ねじれ波×が最大原因になる損傷が発生。

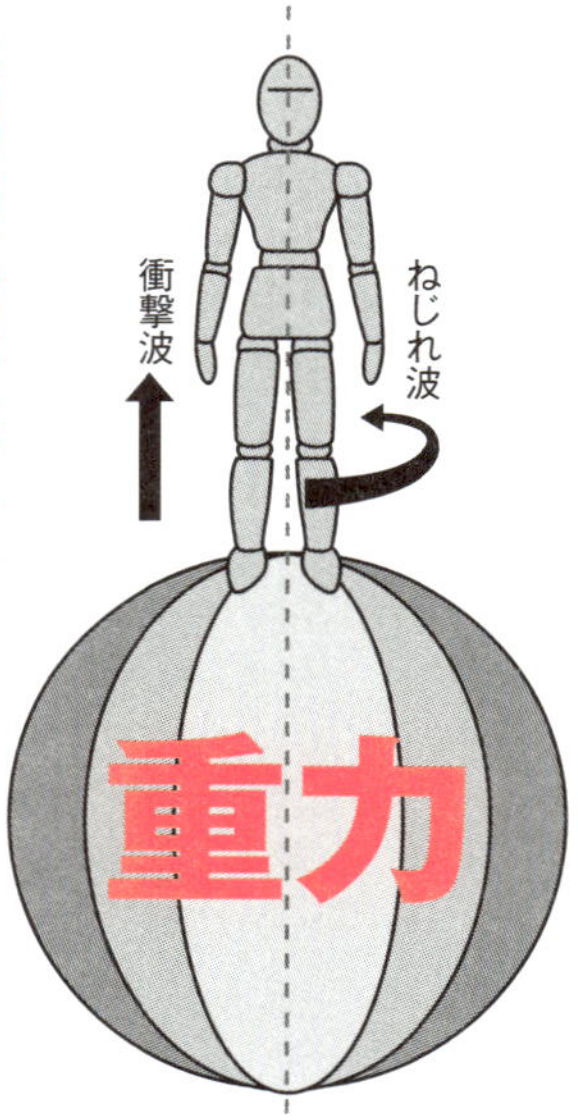

③環境学的アンバランス…片寄った生活環境条件×により、患部に及ぼされる反復性のストレスが最大原因となる損傷が発生。

原則	考え方	具体的な施法
①第一の原則 **縦×横×高さ×** **「構造医学」**	足裏から全身のバランスを整え、「構造学的ゆがみの回復」を図り、自然治癒力を発揮させる。	・足裏バランステーピング法 ・専用テーピング靴下 ・専用サポーター ・フットケア整体
②第二の原則 **❶×価値的時間×** **「過労医学」**	免震処置と血行促進で、「過労学的損傷の回復」を図り、自然治癒力を発揮させる。	・足裏の免震処置（人工筋肉素材の免震インソールなど） ・血行促進（電気療法・マッサージ・鍼灸・温熱・温湿布など）
③第三の原則 **❶×❷×環境条件** **「環境医学」**	「外面」からは適度な安静、損傷には患部の固定。「内面」からは栄養、「精神的」にはいやし行為で自然治癒力を発揮させる。	健康や若さには適度な休養・ドッグブレス呼吸法。損傷に対しては、「外面」的には重力の負担度より安静度が上回る固定やサポート。「内面」的には栄養療法、健康食品（サプリメント）。 「精神」的にはいやし・やすらぎなど。

たとえば、安静（固定）やサポートが不十分で、患部に対して安静度より負担度が上回った状態のままだと、いくら原則①、②に則って治療に時間をかけてもなかなか回復には向かうことはありません。

この「自然治癒力（健康と若さを保つ）の三原則」を行なっているのが、**「Gバランス医療」**であり、どの原則が不足しているか、どの原則に重きを置いたらよいのか、右の表を参照して判断し、常に「三つの原則」を意識しながら、日常生活の中に自然と無理なく取り入れることが重要なのです。

そうしないと、その場限りの対症療法やいやし的な行為に終わってしまい、また同じ症状がぶり返します。何か月も何年も、身体の痛みや不調、〝未病〟状態を引きずっている場合は、この基本となる三つのことが同時にできているかを再確認することが大切です。

POINT

□「構造医学的」「過労医学的」「環境医学的」の三つアンバランスを改善すれば痛みや未病は解消する。
□①バランス（安定）、②免震・血行促進、③休養（安静固定）で健康と若さを保てる。
□安静度より負担度が上回るといくら治療に時間をかけても回復しない。

〝未病〟状態を自覚してバランスを整える

以前、私の治療院で痛みとともに外反母趾や浮き指、扁平足などの足裏の異常で来院した患者さんを調査したことがあります。

その結果、九割以上の方に、首こり、肩こり、頭痛、めまいなどの不定愁訴と合わせて、不眠、疲れやすい、便秘、下痢、冷え性などの不調や〝未病〟状態が見られました。

そんな悩みを抱えた人たちは皆、表情が暗く落ち込んだりふさぎ込んだりしていて、なおさら老けて見えるのです。

特に次の症状が見られる人は要注意です。

□いつも胃腸の調子が悪く、腹部にガスがたまりやすい

□肌荒れになりやすく、いつも顔色が悪い、冷え症で寝られない
□お風呂やサウナに長く入っていられない
□季節の変わり目に体調や気分が悪くなる
□雨が降る前や台風の前には決まって関節が痛む
□血圧が高すぎる、または低すぎる
□寝つきが悪く、眠りも浅くて夜中に目が覚める
□気分の落ち込みが激しく、すぐ悲劇の主人公になってしまう
□引き籠りや出社（登校）拒否である
□いつも微熱（三十七度前後）がある、または低体温（三十五・五度前後）である
□仕事に集中できない、生きていくことが辛く感じる
□自分のイメージと違うとイライラしたり、キレやすくなったりする
□疲れやすく、いつも疲れが取れないでたまっている
□気がつくと、ときどき攻撃的な言動になっている

こうした症状を放っておくと、〝未病〟から病気になり、ひいては命にかかわる病気を

招くことになりかねません。

だからこそ〝未病〟状態を自覚したら、身体のバランスを整えて自然治癒力を最大限に発揮させて、健康と若さを取り戻してほしいのです。

ホメオスタシスを維持するための三つの機能

ここで「自然治癒力の三原則（若さを保つ三原則）」に関連して、もうひとつ理解してほしいことがあります。それは、人間にはこの三原則の基盤となる大切な機能があるということです。

それは「ホメオスタシス」というもので、〝身体の恒常性（あらゆる環境や状況下でも、一定の生命活動を保つために働く力）〟ともいえます。これが、アンチエイジングの上でも大きな役割を果たしています。

ホメオスタシスには「自律神経」「内分泌」「免疫」の三つの機能が働き、この三者のバランスが取れているときは、体調が安定して健康が保たれている状態で、自然治癒力を高いレベルで発揮できます。

自律神経は、身体の内外からのさまざまな刺激に対応して、生命の維持を目的としているいろな器官の働きを制御する役割を担っています。呼吸や心拍、血圧、体温、発汗などはすべて無意識のうちに自律神経で調節されています。

ストレスなど何らかの理由で自律神経が失調状態になると、ホルモンのバランスが乱れて、慢性疲労や頭痛、めまいなどの不定愁訴や食欲減退、消化不良、月経異常などさまざまな不調が襲ってきます。また免疫力も低下して、感染症などにかかりやすくなります。

内分泌（ホルモン）は脳下垂体や甲状腺《こうじょうせん》、副腎《ふくじん》、すい臓などの内分泌腺から分泌され、身体の成長を促したり、代謝機能を安定させたり、消化液の分泌を調整したりと、健康維持のためのさまざまな機能を調節する働きがあります。

血圧や血糖値、カルシウム濃度などが異常値になると、その情報が脳の視床下部に伝えられ、そこから改善指令が脳下垂体を経由して体内各部の内分泌腺に送られ、必要なホルモンが、適正な量だけ分泌されるようになります。

免疫とは、人体を細菌やウイルスなどさまざまな病原体の侵入から防御して、健康体を維持する機能です。昔から「病は気から」ともいわれますが、免疫システムもまた、神経系や内分泌系と密接な関係にあるのです。

主な内分泌腺の位置

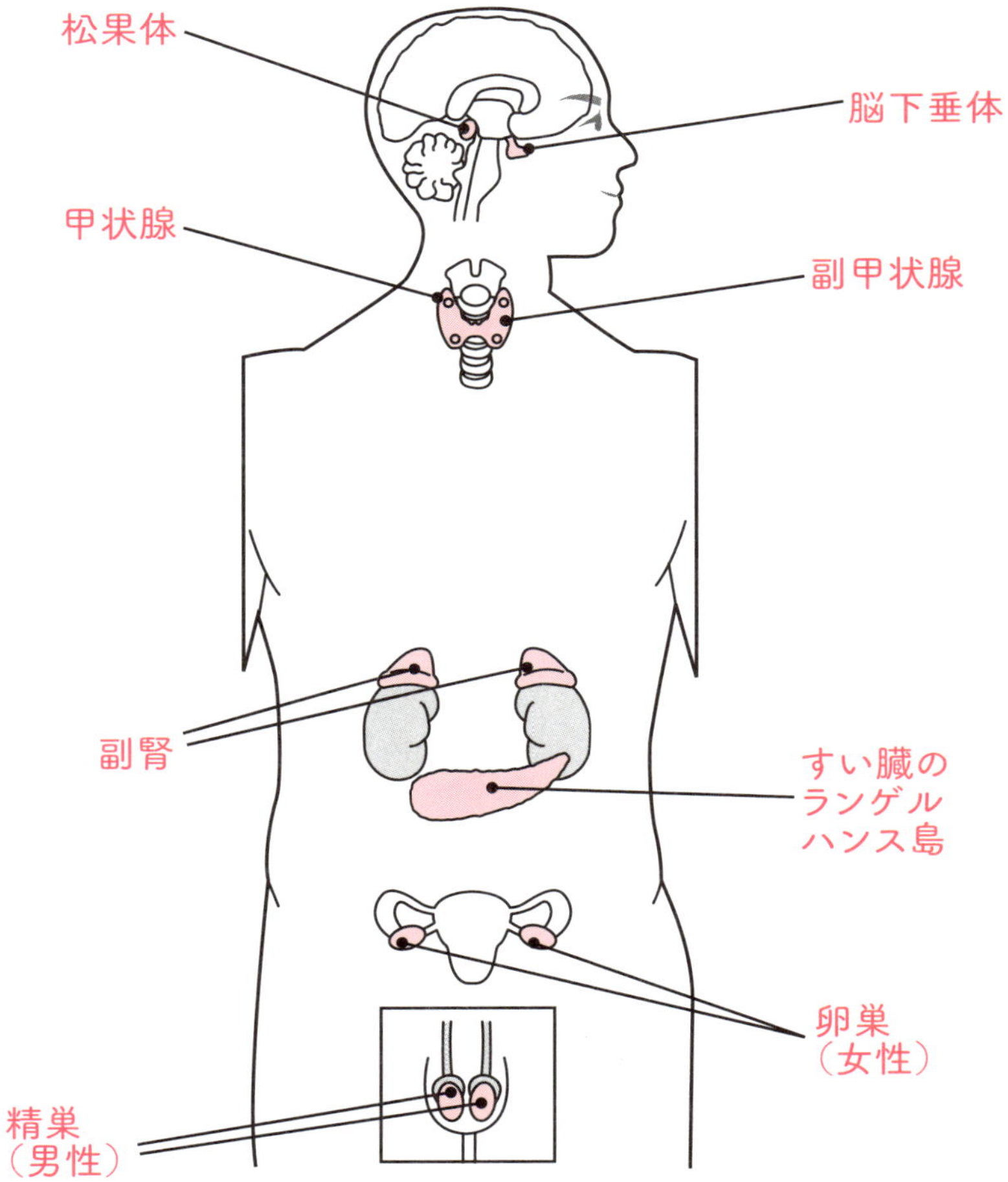

内分泌腺はホルモンの分泌を行なう腺のことで、分泌したホルモンは腺細胞から直接血液中に放出され体内に行き渡る。

POINT

□足裏に異常がある人の九割以上に不定愁訴と〝未病〟状態がある。
□〝未病〟を放置すると〝病気〟になり、ひいては命にかかわる病気を招く。
□ホメオスタシス（身体の恒常性）は自然治癒力の基盤となる大切な機能。
□ホメオスタシスには「自律神経」「内分泌」「免疫」の三つの機能が働いている。

ホメオスタシスが狂うと生命活動に支障が出る

実は、免疫系、内分泌系、精神・神経系は解剖学を基礎に定義づけられてきた現代医学の下では、別々の系統として扱われてきました。しかし、治療の現場では、これらの三つはお互いに影響し、結びつくことは以前から知られていたのです。

その証拠に、信頼できる「名医」に診てもらうと、それだけで病気がよくなるという現象が起こり、これらは「非科学的な例」として悪習や迷信などという扱いを受けてきました。

しかし、近年では「心療内科」という診療科も多く存在し、患者の精神・神経系の変化が免疫系や内分泌系にも変化を生じさせて、身体の恒常性の修復や促進につながっていたことを経験的に表現していたものと理解されています。

ここでホメオスタシスの代表的な事例を、二つ挙げておきます。

①体温の恒常性

人間の体温は、夏でも冬でも、外気に影響されず三十六・五度前後に保たれています。この体温調節機能は、哺乳類や鳥類のホメオスタシスのひとつであり、その特徴でもあるのです。

その仕組みは、身体には「寒暖」を感じるセンサーがあり、ひとつは外気温を感知する皮膚のセンサー、もうひとつは体内の温度を感知する間脳（視床下部）で、これらのセンサーからの温度情報を脳が判断し、発汗量を調節することで身体の内部の温度を一定に保っているというものです。

体温が高くなったら、脳は交感神経を刺激して汗腺《かんせん》からの発汗を促して、その気化熱で体温を下げます。逆に体温が低くなったら、汗腺を閉じて（鳥肌状態）、それでも足りないと、筋肉をブルブル震わせて発熱を促します。

②血糖の恒常性

人間は、食べ物として摂取した炭水化物を体内でブドウ糖に変えて、血液の流れに乗せてすべての細胞に運び、エネルギー源に利用して生命活動をしています。

ブドウ糖をエネルギーに変えるには、すい臓から分泌される「インスリン」というホルモンが必要です。

血液中のブドウ糖の濃度（血糖値）の正常値は、比較的狭い範囲に保持されていますが、これは血糖値が上昇するとインスリンの分泌量が増え、下がると減少する「ネガティブフィードバック機構」で調整されているからです。

体内では、どの細胞も血液中のブドウ糖を主要なエネルギー源として活動しているので、ブドウ糖なしでは生きていけません。

したがって血糖値レベルを一定に保つことは、ホメオスタシス（恒常性）を維持していく上でとても重要な機能なのです。

「自然治癒力の三原則」こそ「若さ」と「健康」を保つ秘訣

このように、人体の生命活動に需要な役割を果たすホメオスタシスには「新陳代謝」が必要不可欠ですが、古くなり傷んだ細胞と新しい細胞を入れ替えることで、常に身体を新しい状態に保たなければなりません。

人間の身体は毎日、細胞分裂を通して生まれ変わりを繰り返していますが、体内では常に細胞が入れ替わりながらホメオスタシス（恒常性）を保っています。

人間の体内には約六十兆個という膨大な数の細胞が存在して、数千億個単位の細胞が死んで、代わりに新しい細胞が誕生するというメカニズムができ上がっています。

私たちはこの新陳代謝を繰り返すことで、健康と若さを保っているといえます。

そして、実は細胞は約三か月周期で生まれ変わり、一年では四回、身体全体の細胞が入れ替わっているのです。

このホメオスタシスが適切に機能すれば、健康や美容、長寿まであなたの希望通りにすべて実現できます。逆にホメオスタシスに問題があれば、病気や老化が進行し、短命になる恐れもあるのです。

巷《ちまた》にはアンチエイジングに関するさまざまな情報や商品、健康食品などが氾濫していますが、私はまず重力とのバランス、その重要性を理解することこそが、健康と若さの維持につながる第一歩と考えています。

カサハラ式「健康と若さの三原則」が、若々しいあなたをつくる

これまでお話ししてきたように、健康や若さを保つには、それを裏づけるきちんとした原則があります。現在、さまざまな健康法や若さを保つ方法が語られていますが、大切なことはそれがすべてと思い込んだり、すべて正しいと錯覚したりしてはいけないということです。

私は、健康や若さを保つ方法は、必ず「幹」と「枝」と「葉」の三つに分かれていると考えています。そのうちの「枝」「葉」はいわば対症療法で、それだけを行なっていても、効果が少なかったり一時的なものであったり、いやし行為だけで終わってしまう場合も多くあります。

大切なのは、常に「幹」を中心にした考え方を身につけ実践すること。その「幹」となるのが、私の提唱する「健康と若さの三原則」であり、その目的は「重力とのバランスや調和」を保つことにあります。

本書でご紹介してきた健康法や若さを保つ方法はいずれも、この「三原則」のどれかに沿った方法です。

ちょっと難しかったかもしれませんが、もし、あなたがいま若さを保つために何らかの健康法を行なっているとしたら、その方法が本当によいのか・悪いのかを判断する際には、この「三原則」に照らし合わせてみることをおすすめします。

POINT

- □信頼できる〝名医〟に診てもらうと病気がよくなるのは迷信ではない。
- □免疫系、内分泌系、精神・神経系は互いに影響し合い恒常性の修復や促進につなげる。
- □ホメオスタシスには「新陳代謝」が必要不可欠。
- □ホメオスタシスが適切に機能すれば、健康や美容、長寿まで希望通りにすべて実現する。

第五章

【Q&A】早わかりカサハラ式アンチエイジング

Q1

「身体の土台」を重視するのはなぜですか？

A

足裏は人間にとって、身体全体のバランスをコントロールする土台です。家やビルでも、建物が傾いたら土台から正していきます。

これを人間に当ててはめてみてください。外反母趾や浮き指、扁平足など足裏の異常があると、足裏が不安定になり、それに合わせてバランスを取ろうとして、身体の上部も傾きます。つまり、下から上に足首、ひざ、股関節、骨盤、腰、背骨、首へと身体にゆがみが起き、姿勢が悪くなってしまうのです。さらに、ここへ足裏からの過剰な衝撃波とねじれ波が伝わり、日常生活の中で幾度となく反復していくうちに、原因のはっきりしない痛みや不調などの〝未病〟状態が起きてしまうのです。

長年の治療経験に基づいてさまざまな試行錯誤をしながらこの理論にたどり着いたとき、

私はそれまでの疑問や矛盾が解明でき、絶対的な確信をもつことができました。

ただ残念なのは、近年ますます、足裏に異常のある人が激増しているということです。当院の患者さんだけでなく、全国の講演活動の中でもその実態を目《ま》の当《あ》たりにして、そのたびに焦りを覚えるのです。

足裏の異常はいまや、ほとんどの人（成人女性の八割、男性の六割）に見られるようになってしまいました。

足裏の異常とは、親指が小指外側に曲がった**「外反母趾」**や小指が親指内側に曲がった**「内反小指」**、土踏まずが消失した**「扁平足」**、親指の爪が皮膚にくい込む**「巻き爪」**、そして皮膚が硬くなる**「タコ」**などが挙げられます。これらに加え、最近もっとも多く見られるようになった足裏の異常が**「浮き指」**です。私が四十五年前に発見したこの症状に、まだ気づいていない人は大勢います。

「浮き指」で足に痛みの出る人も多くいます。上から見たのでは指が曲がっていないため、たいていの人は異変に気づきません。浮き指は身体の重心がかかとに片寄るために外反母趾以上にかかとからの衝撃が大きく、その分、身体全体への影響も大きいので、原因不明の慢性痛や変形、疲労骨折、自律神経失調状態などの未病状態を引き起こすことになります。

Q2

足とアンチエイジングとはまったく結びつかないように思えますが？

A

確かに、一般的に「足とアンチエイジング」とは直結しにくいかもしれません。なぜなら、いままで足は「足」、身体は「身体」と別々に医療や健康法が施され、人間の土台である「足裏」から診ようとしていなかったからです。「足と健康との関係」「足とアンチエイジングの関係」を結びつけていないので、隠れている本当の原因がわからず、治せないでいたのです。

これからは、「足と身体は一体」という考えを持つことが必要です。なぜなら、人間の身体は重力とのバランスを効率的に保つことを最優先しているからです。その重力とのバランスを最も多くコントロールしているところが**「足裏」**なのです。

人間には生まれつき持っている足裏の機能**「メカノレセプター」**として、次の三つがあります。

①安定機能…足裏から全身の骨格や姿勢を重力とのバランスで保ち、整える。
②免震機能…足裏のアーチ構造で地面からの過剰な衝撃波とねじれ波を吸収無害化する。
③運動機能…足とともに環境にともなう変化に対応する歩行能力・運動能力。

これらがひとつでも欠けると機能不全に陥り、足・ひざ・腰・首などの慢性的な痛みや自律神経失調状態・うつ状態などの不調や〝未病〟の原因になります。

そうなると、当然、不健康で早く老けてしまいます。「老化は足から」ということわざはこのことから言われているものと思います。

当院に来られる患者さんの多くも、足裏から全身のバランスを整える治療を続けると、土台である足裏の安定と共に姿勢がよくなり、やがて痛みが取れると、スタスタ歩けるようになります。首も安定するので自律神経の働きが正常になり、身体の不調や未病状態が改善されていきます。当然、顔の色つやまでもよくなるのです。

患者さんは当初は疑わしくて信じられない表情をしていますが、しっかり理解し納得してもらうと、自ら足裏の機能を復活させ健康や若さを保つように努力されます。

あとはもう何も言わなくても、自然に身体の不調や未病状態から脱して健康になり、若返っていくのです。その過程を見て、私もますますやる気が湧いてきます。

Q3

足裏の異常にはどんな症状がありますか？

A

足裏の異常は、主に三種類あります。まずは**外反母趾**で、これは足の親指が小指側に曲がって変形した状態です。十五度以上曲がっていると外反母趾の目安とされています。

二十五度以上曲がっていると、足だけの問題にとどまらず、ひざ、腰、首など身体のいろいろな部位に悪影響が表れます。ひどく曲がっていても痛みを感じない場合がほとんどですが、必ず身体の上部にゆがみやズレが起こっています。

次に**浮き指**ですが、これは足の指先が浮き、地面に接地していない状態で**「指上げ足」**とも呼ばれ、現代人に急増しています。上から見ても外反母趾のように曲がっていないので自分で指が浮いているかどうか判断しにくく、あまり知られていません。

自分で浮き指を見分けるには、足指の力を完全に抜いた状態で、足の親指を甲のほうへ限界まで押してみます。そのとき、**九十度以上反ると「浮き指」状態**です（27ページ参照）。また、浮き指にともなって、指の背のタコ、足裏のタコ、巻き爪などが起こります。いずれも足指が踏んばれていない証拠です。

そして**扁平足**は、足裏のアーチが消失傾向となり、足裏全体がべったりと地面についてしまっている状態です。足裏のアーチにはもともと地面からの過剰な衝撃とねじれを吸収無害化して、身体の上部に伝えないような機能があります。その機能が低下すると、ズレやゆがみの大きいところに地面からの突き上げが繰り返され、原因のはっきりしない痛みや身体の不調などの未病状態を引き起こします。扁平足は免震機能が極端に低下するため、疲れやすくなります。

生活様式の変化で足裏を刺激することがなくなり、足裏の筋肉や関節を鍛える機会がなくなった現代では、このような足裏の異常が増えているのです。

外反母趾の判別法

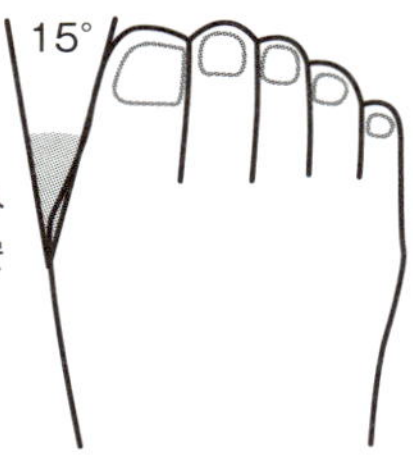

15度以上が外反母趾の目安になる。

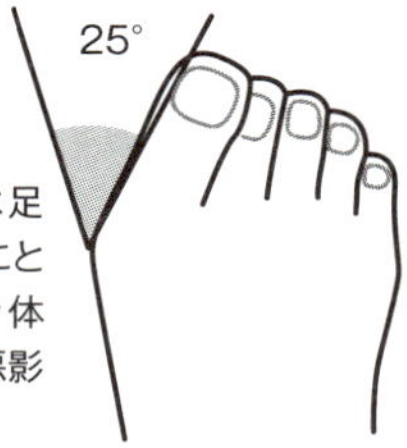

25度以上は足だけの問題にとどまらず、身体の上部にも悪影響を及ぼす。

主な足裏の異常

浮き指

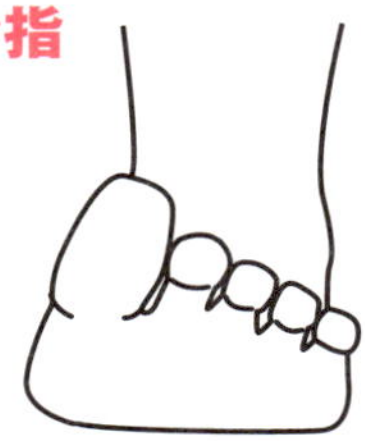

足指が地面から浮く。

扁平足

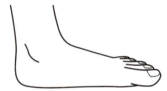

アーチが消失。

タコ

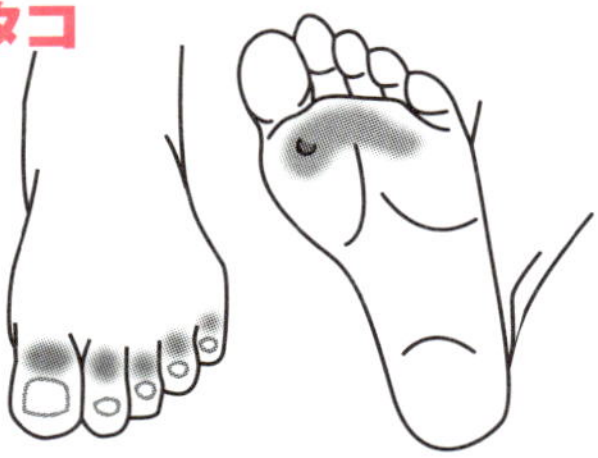

指の背や足裏にタコができる。

内反小指

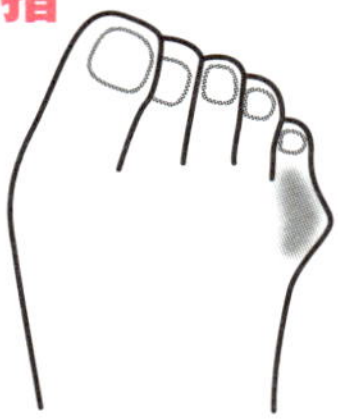

小指が親指側に曲がる。

巻き爪

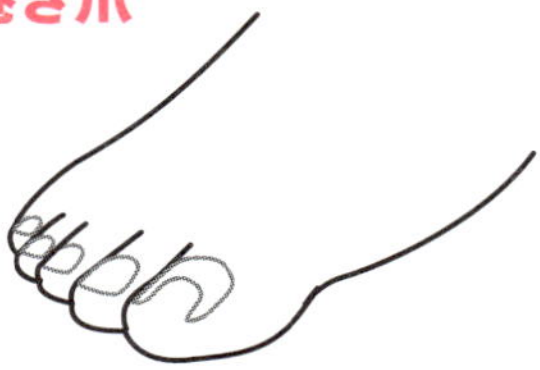

爪が退化して巻いてくる。

陥入爪

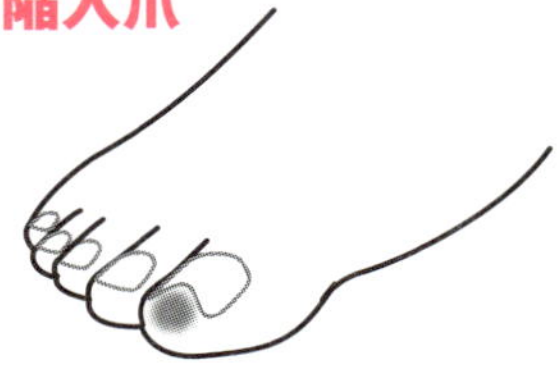

巻き爪が悪化して化膿する。

Q4 アンチエイジングや健康と「重力」はそれほど関係が強いのですか？

A 人間はたとえ骨折しても、固定をしてさえおけば、湿布や電気治療、投薬などをしなくても百パーセント治ってしまいます。

たとえひどい変形であっても、また高齢であっても、痛みは完全になくなり、日常生活も支障なく過ごすことができ、大半の人は治ったことを実感することができます。

これはなぜかというと、人間は最初から治るようにつくられて（設計されて）いるのですが、患部をしっかり固定して重力の負担を軽減することで、自然治癒力が最大限に発揮されるからです。

人間が無重力の宇宙空間で長期間生活すると、骨量が減る、骨が溶けてくることは知られています。

無重力の中では、重力の負担（負荷重）が減るため、「破骨細胞《はこつさいぼう》」が活性化し、骨の量が減るからです。

患部を固定すると重力の負担が減り、部分的に無重力の状態に近づくので、変形して余分に出っ張った骨が破骨細胞の働きで溶けたり吸収されたりして、しっかりと治ってくるのです。この機能は自然治癒力の働きですが、無重力の作用が大きな影響を与えているということになります。

つまり、「固定」により重力の負担が軽減され、自然治癒力が最大限発揮されるのです。

骨折の際に施されているギプス療法は、ただ単に患部を動かさないというだけでなく、固定をすることで無重力状態に近づけて、炎症を沈静化して自然治癒力をアップさせるというメカニズムを利用して行なわれてきたのです。

また、ギプスがない時代では、「サラシ」という長い布と添え木を使って、患部を固定することで、重力の負担を軽減し、自然治癒力の働きを促進したのです。

一見、身体と重力とは関係なさそうですが、実は部分的には「固定」したり、全身的には横になり、安静にするなどで重力の負担を減らしているのです。こうすることで、自然治癒力がアップして健康になり、ひいてはアンチエイジングにもつながっていくのです。

Q5

なぜ原因不明の身体の不調や「未病状態」が増えているのですか？

A

接骨院に来院される患者さんは、ねんざや骨折、脱臼《だっきゅう》など原因がはっきりしている人と、原因がはっきりしない痛みや身体の不調に悩んでいる人がいますが、最近では後者が確実に増えています。特に、自分ではまったく心当たりがない、原因がわからないといっている患者さんの何と多いことか。では、この両者の違いは何なのか。私はインターン時代に、ある学生の患者さんの足を診ていて、ハッと気づいたのです。

その患者さんは、足の指が異常に浮いていました。そして、原因不明の腰痛に長年悩まされていたのです。

もしかすると、この足裏の異常が腰痛に何らかの関係があるのではないか、そういう疑問を感じた私は、同じような痛みや不調を訴える患者さんの足を診たところ、浮き指や外反母趾、扁平足が共通点になっていることに気づきました。つまり足裏の異常です。

そして現代人に足裏の異常が激増している原因は次の通りです。

①足裏の刺激不足

②ゆるい靴・スリッパなどの履き物で、脱げないように足指を上げて歩く「ロック歩行」

③先の細いヒールやパンプス

ライフスタイルの変化にともない、現代では裸足ででこぼこした土の上を歩いたり、走ったり、遊んだりする機会がなくなり、足裏への刺激が極端に不足しています。

裸足ででこぼこした地面を歩くと、足裏への刺激から足底反射が起こり、自然に足指を踏ん張って、足裏の筋肉（足底筋群）が発達し、足裏のアーチもしっかりして足裏全体が安定してきます。

ところが、平らなところしか歩かないと足裏への刺激不足から、足底反射が起こらず、踏ん張る力が低下して足指が浮いたり曲がったりしてしまうのです。さらに、ゆるい靴や脱げやすい靴を履くと、脱げないように足指を上げて歩く悪い癖がついて、ますます踏ん張れなくなります。そして弱った足指は先細の靴に合わされてしまうのです。

Q6

「未病状態」とアンチエイジングには関係がありますか？

A

〝未病〟という言葉は中医学（東洋医学）の用語ですが、簡単にいうと「健康」と「病気」の間、つまり「半病人」状態を指します。

たとえば、原因不明の慢性痛や身体の不調などは、たとえ本人に自覚症状があって、病院で診断や検査を受けても異常が出ないのです。こんなときには根本的な治療のしようがないので、要観察や一時的に抑える対症療法が施されます。

しかし、自覚症状は身体からの危険信号ですから、このまま放っておくと、本当の病気になってしまう確率が高いのです。あるいは対症療法を施したところで、また元の状態に戻ってしまうこともあります。

また、身体の不調の原因となる自律神経失調状態のいちばんの原因として考えられるのが、足と首の不調による**「自律神経の誤作動」**です。

首の周辺にある自律神経には、身体全体の機能を司る中枢神経が集まっています。特に頸椎と頭蓋骨の接続部分には自律神経が集中しており、内分泌系統のホルモンバランスや内臓機能の制御など、重要な役割を担っています。

自律神経には、「交感神経」と「副交感神経」の二つがあり、交感神経は活動時に、副交感神経は安静にしているときに、それぞれ働きます。

健康な状態のときには、この二つの神経はバランスよく保たれていますが、誤作動を起こすと、不眠や冷え性、胃腸障害、慢性疲労、動悸・息切れ、イライラ・ドキドキ、血圧の異常、消化不良などあらゆる身体の不調が表れます。

しかし、病気の範疇《はんちゅう》には入らないので、適切な治療が施せないままに、症状がどんどん進行するということになりかねません。

そうすると、あらゆる器官に影響が出て身体機能も衰えてしまいます。さらに加齢による衰えも加わり、通常より早く老け込むことになるのです。

それを防ぐためにも、未病状態になってしまってから初めて健康に注意を払うのではなく、健康でいる今のうちに、積極的に自己免疫力を鍛え、それを維持していくことが大切なのです。

Q7

原因不明の不調や「未病状態」は本当に改善するのですか？

A

世の中にはさまざまな身体の不調をあわせ持っている人がいますが、このような人たちの足を調べてみると、高い確率で外反母趾や浮き指、扁平足など足裏の異常が見られます。逆にいうと、足を診て外反母趾や浮き指、扁平足の人は、必ず複数の痛みや身体の不調があると推測できます。

本書でもこれまでに繰り返し述べてきましたが、**「健康でいつも元気で若々しい人」と「いつも痛みや身体の不調で老け顔になっている人」との差は、重力とのバランスをいちばん多くコントロールしている足裏にある**といっても過言ではありません。

私たち人間は、重力との調和を図ることで生かされていますから、足裏の機能を復活させて身体全体のバランスを整えれば、「未病状態」も改善されて、健康と若さにつながっていきます。足裏の状態に比例して、全身のバランスが整っている人は、健康でかつ若々しく、少々のことでは痛くなったり病気になったりせず、また精神的にもタフで前向きです。

もし、現在受けている治療法に疑問や限界を感じたり、希望を失っていたりする、あるいは、最近老け顔になってきた、また、何をしたらいいのか選択に迷っているようなら、足裏から全身を重力とのバランスで整える施術法を試してみてください。

この方法を理解しているか否か、そして勇気を出して試すか試さないかによって、特に健康とともに若さや気力、体力状態が大きく変わってくるはずです。

この「足と健康の関係」の理論こそ、私の四十五年以上にわたる治療経験から、十一万人以上の患者さんに支持されてきた理由なのです。

Q8 ドッグブレス呼吸法にはどのような効果がありますか？

A

ドッグブレス呼吸法は通常の呼吸法とは違い、酸素を素早く効率的に身体に取り入れる自己酸素吸入の呼吸法のことで、犬が呼吸するように「フッ、フッ」と短く吸ったり吐いたりするので、そう呼んでいます。私が今から四十年程前にオリジナルの呼吸法としてあみだし、自分の健康維持のために現在まで欠かさず毎日行なっている呼吸法です。

酸素をより多く体内に取り入れることで、代謝機能を活性化させて自律神経の働きをよくしてくれます。

その結果、自律神経の状態ばかりでなくうつ状態、ダイエットなど、健康に対してさまざまな効果を発揮するのです。

さらにドッグブレスで腹筋をリズミカルに使うのは、腸を適度に刺激しているので、朝の便通がよくなるためデトックス効果も期待でき、アンチエイジングにもつながります。

最大のメリットは、場所を選ばずいつでもどこでも簡単にできること。ほかの人に全然気づかれないので、信号待ちのときでもトレーニングできます。

もうひとつ、**ドッグブレス呼吸法は喉を鍛えることになるので、嚥下《えんげ》障害を防ぎ、誤嚥《ごえん》防止にもつながります。**

ホームドラマなどで名脇役として活躍中のある男優さんも、よく食事中に喉が詰まったり咳き込んだりして困っていたのですが、治す方法もわからず加齢が原因だと諦めていたそうです。それが、あるときドッグブレスのような呼吸法を知って、喉を鍛えたら飲食中などに咳き込むことがなくなったということです。ドッグブレスで喉が鍛えられて、嚥下機能がスムーズになり、高齢者がよく発症する誤嚥性肺炎の防止にもつながります。

こんな簡単でいろいろな効果が期待できる呼吸法を習慣づければ、ますます若返ることができるのです。

Q9

「自然治癒力」は誰にでも備わっているのですか？

A

私の長年の施術経験の中で、幾度となく軌道修正してくれた言葉があります。重要な言葉なので繰り返し説明したり、他の著書でも取り上げたりしています。

それは「医学の父」と呼ばれたヒポクラテスの言葉で、

「医術者であると同時に哲学者であれ」

「哲学の中に医術を、医術の中に哲学を練り込まなければならない」

というものです。つまり、彼は医学と哲学は同じものであると説いているのです。

もうひとつ、ヒポクラテスの言葉の中で、初心に戻してくれる言葉があります。

それは「人間は自ら治す力を持っている。真の医療とは自然治癒力を発揮させることであり、医術者はこの自然治癒力が十分発揮される条件を整えるだけである」という有名な言葉です。

いまから約二千五百年前の古代ギリシャ時代から、自然治癒力は治療に生かされてきました。もちろん、どなたにも本来備わっているものです。

自然治癒力には次の二つの機能があります。

①体内に外敵が侵入するのを防ぐ機能
②侵入してきた細菌やウイルスを退治する機能

病原体が侵入する主な経路は、呼吸と外傷、そして食物の三つですが、それぞれに防御力を高めて、身体機能を守るのが目的です。それには、三つの機能を整えることにより、いかに**ホメオスタシス（身体全体の恒常性）**を保つかが重要で、アンチエイジングとも深いかかわりがあります。

ホメオスタシスとは、生体内外のさまざまな変化に対応し得る能力を維持するもので、細胞レベル、臓器レベル、個体レベルで加齢や老化に伴う変化を最小限に防ぐことが、アンチエイジング効果につながります。

つまり、自然治癒力を最大限に機能させることこそ、究極のアンチエイジングというわけです。これこそ古代ギリシャ時代から脈々と受け継がれてきた未来永劫の理論だと考えます。

しかし古代から人間の持っている自然治癒力を生かす努力を進めたにもかかわらず、残念ながらいまだに最大限にその機能を発揮しているとは言い難いのです。

最近では「ホリスティック医療」や「総合医療」「代替医療」がますます重要視されてきていますが、これらの医療の根本的な考え方は、「患部だけを部分的に診るよりも、全体的（トータル的）に診ることが重要」というものです。その全体的（トータル的）とは、何かを追究していくと、**「足裏から患部や全身を重力とのバランスで診る」**ということにたどり着きます。

今までは「足は足だけ」、「体は体だけ」と別々に医療や健康行為が行なわれてきたために本当の原因がわからず、正しい治療や予防、未病の改善につながりませんでした。しかし、「足と体は一体」つまり足と健康は力学的に一対一の割合で関係しています。これを学問的に構築したのが、本書で繰り返し述べてきた重力とのバランス医療「過労性構造体医学」なのです。

Q10

自然治癒力を高めるにはどうすればよいのですか？

A

人間の持つ本能である自然治癒力を高めるには、身体のバランスを整えて、血行をよくし、新陳代謝を促進することです。それには次の三つの条件があります。

①足裏から全身の構造学的なゆがみとなるアンバランスを回復し、自然治癒力を発揮させる。

②足裏からの免震処置と血行促進で、全身の過労学的損傷（マイナス時間経過）を回復することにより、自然治癒力を発揮させる。

③足裏から肉体と精神に反復される環境学的条件の回復を図り、自然治癒力を発揮させる。

人間も建築物も、土台がしっかりしないと上部が不安定になり、耐震構造設計ミスの身体（構造）になってしまいます。また、足の指が浮いていると身体の重心がかかとに片寄り、それを補おうとして前かがみになったり、猫背になったりします。さらに重心の片寄りには左右差がともなうので、背骨の曲がりにもつながります。

そのような状態で生活していると、ズレやゆがみの大きい関節に対する地面からの過剰な衝撃とねじれのストレスが介達《かいたつ》外力《がいりょく》となって身体の上部に伝わり、炎症や変形、微細な骨損傷、疲労骨折が生じます。

同時に血液も重力によって引っ張られ下半身に溜まって血行が悪くなり、それが原因で身体の不調や下半身のむくみ、冷え、だるさが起きてきます。結果的に、痛みとともにいくつもの自律神経の不調が起こるのです。

そうなると、当然、精神的にも落ち込んでうつ状態になるなど、心身ともに不調をきたします。それを防ぐには、身体の土台である足裏を安定させることが大切です。

足裏の機能を取り戻せば、前かがみの姿勢もまっすぐになり、それによって正しい歩き方が促され、自然とよい姿勢が身についていきます。

このように、人間の生まれつきの本能である自然治癒力を理解し、日常生活から重力とのバランスを意識すれば、自然治癒力もアップして、健康と若さを保つことができるようになります。

おわりに

私の治療家人生を〝天職〟としてつき動かしているもの

「先生が医療を志した背景にはどのようなものがあったのですか？」

という質問をよくされます。

私が接骨院（柔道整復師）を目指した背景には三つあります。

最初は、小学校二年生から父に連れられ、町の柔道場に通っていたことでした。

その柔道場は接骨院もやっていて、師範である先生は毎年冬になると、当時は珍しかった猟犬（ポインター）二匹をフォルクス・ワーゲンの車に乗せて狩猟に行っていました。接骨院には獲った山鳥やキジなどの獲物が飾ってありました。

師範の先生は柔道が強いだけでなく顔も格好よく、ダンディに見えました。

戦後十年しか経っていない時代で何もない中、何と贅沢な暮らしをしているのだろう、接骨院はいい仕事だと思い、その生活に強く憧れていました。

いつか自分も「師範の先生のようになりたい、いやそうなるぞ」、「先生と同じになりたい、なれる」と思っていたことを今でも鮮明に覚えています。

これが記憶の中にあり、大学三年で進路を決める際、迷わずこの道を選びました。

次は、私が中学二年のとき。夏休みの宿題だったか工作の授業のひとつだったかははっきり覚えていませんが、近くの神社のお祭りに参加した時のこと。

敷地の隅に切ってまとめてあった桜の木の丸太を持ち帰り、足から太ももまでの形を削り出し、彫刻したのです。何で自分だけみんなと異なり、脚（足）をつくったのかわかりませんが、自分でも驚くほどリアルにできたという記憶があります。

それを、現在の開業場所近くに引っ越すまでしまっておいたのですが、後に思い出して探したときには見つからなかったので、たぶん捨てられてしまったのでしょう。

しかしそれ以来、足（脚）のことが漠然として私の心の中にあり続けました。

最後に、何かの力で医療の方向へ導かれていたような、また使命のようなものを強く感じたこと。

私の実家は、埼玉県秩父市の山のふもとにあり、代々神主（神職）を中心にするような家でした。現在は兄が「若御子神社」の宮司としてその役目を果たしています。

父の死後、まだ見たことのない木箱を開けたところ、古文書や門外不出とされてきた書物を見つけました。

三代前まではわかっていたのですが、それよりかなり古い元禄時代に神主を任命された免許証のようなものが見つかりました。それは今から約三百五十年前のものなのです。

さらに、「享保」「文化」「文久」時代の「神道裁許状如才」と書かれたものが多数ありました。

私が治療家として「導かれた」「使命を感じた」のは、その古い先祖の人たちの中に神職と共に治療行為をしていた人がいたからだと思わずにいられません。特に、最近はそのことを以前より強く感じるようになりました。

村々を泊まりがけで回り、治療していたということも、子どもの頃に祖父から聞いてい

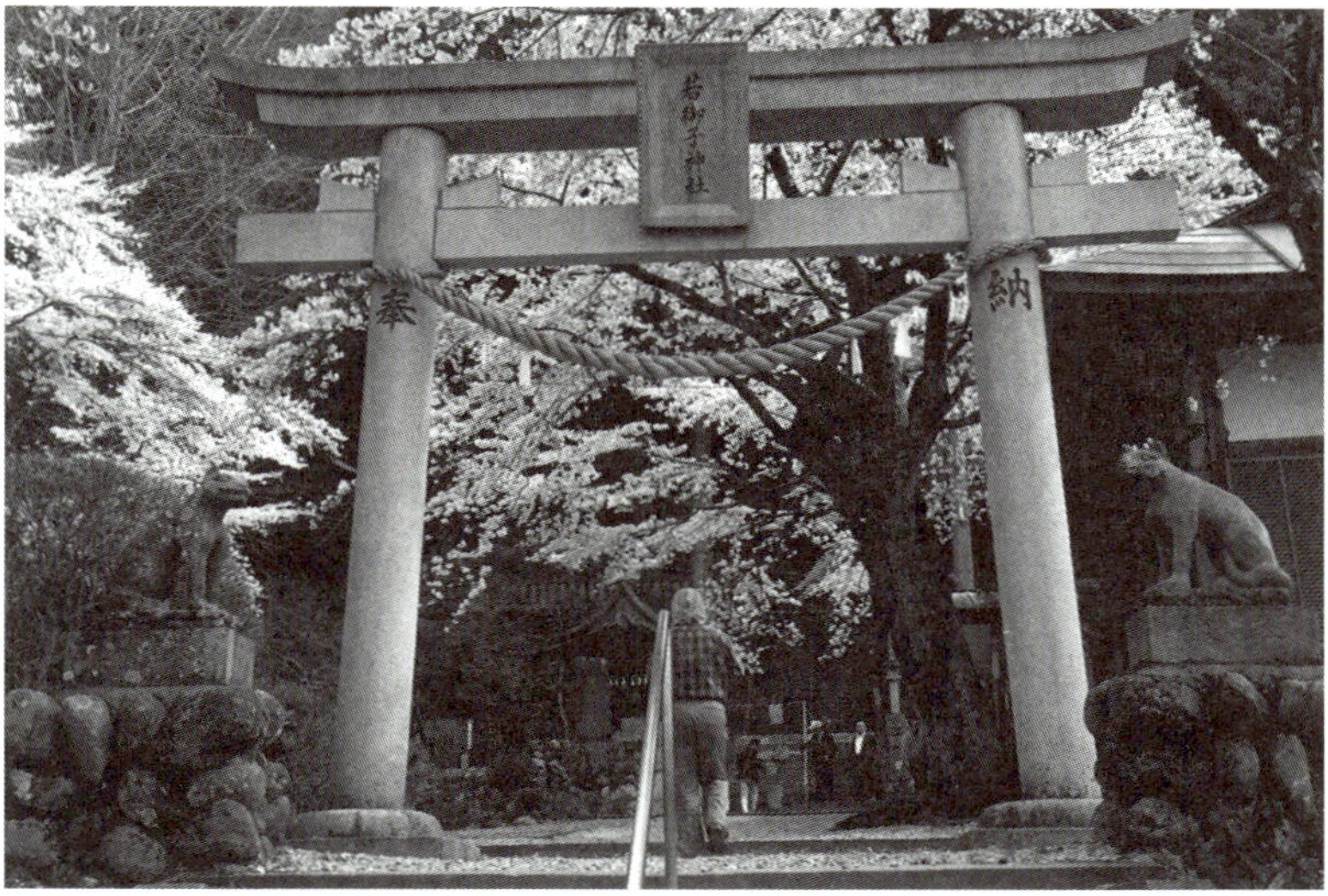

私の兄が宮司を務める若御子神社

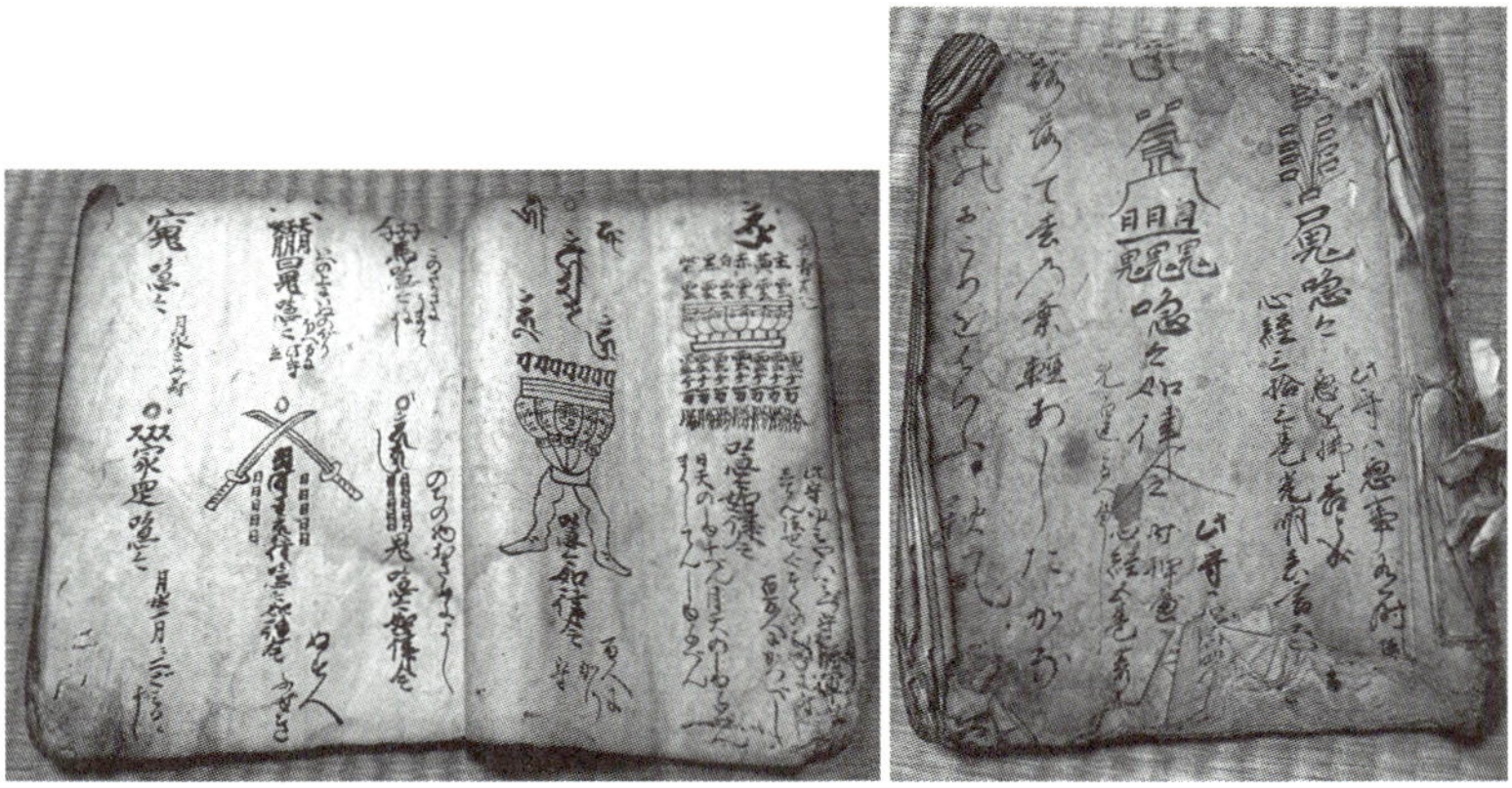

私の祖先から代々伝わる門外不出の古文書

多々あるものの、確かに「治療」をしていたことがわかります。

ました。あらためてその証拠となる古文書を見ると、おまじないのように見えるところが

また、その時代に治療行為をしていた人の中に、私と同じ「巖」という名の人物がいた

ということもわかりました。その位牌も見つけることもでき、不思議な気持ちになってい

ます。時代を通して考えれば、現在の私と同じ職業です。

こうした先祖の思いが、いまの仕事を〝天職〟として、私を休むことなく動かしている

のかもしれません。

2019年2月

笠原 巖

［著者略歴］
笠原 巖（かさはら いわお）

外反母趾・浮き指研究家。カサハラフットケア整体院院長。柔道整復師。
45年に及び初検だけで11万人以上の足を診察。外反母趾・浮き指・扁平足などの不安定な足が引き起こす、ひざ痛、腰痛、肩こり、首こり、自律神経失調状態など「足と健康との関係」を重力とのバランスで力学的に解明。全国で多くの講演やスクールを行なっている。テレビ・新聞などのメディアでも活躍中。著書に『過労性構造体医学』（医道の日本社）、『外反母趾は今すぐ治す！』『あなたの指先、変形していませんか』（共に自由国民社）、『肩こり・腰痛は足の「浮き指」が原因だった！』『ひざの痛みはサラシ１本で98％治る！』（共にさくら舎）、『首らくらくサポーター』（宝島社）ほか多数ある。

カサハラページ公式サイト
https://www.ashiuratengoku.co.jp/

3か月で20歳若返るすごい健康術

2019年 3月16日　第1刷発行

著　者　　笠原 巖

発行者　　土井尚道
発行所　　株式会社 飛鳥新社
〒101-0003
東京都千代田区一ツ橋2-4-3　光文恒産ビル
電話（営業）03-3263-7770（編集）03-3263-7773
http://www.asukashinsha.co.jp

装　幀　　渡邊民人（TYPE FACE）
イラスト　青木宣人
編集協力　安西信子（カサハラフットケア整体院）
アイブックコミュニケーションズ
矢野政人

印刷・製本　中央精版印刷株式会社

ISBN978-4-86410-637-5

編集担当　池上直哉